STOELYOGA VOOR SENIOREN BOVEN DE 60

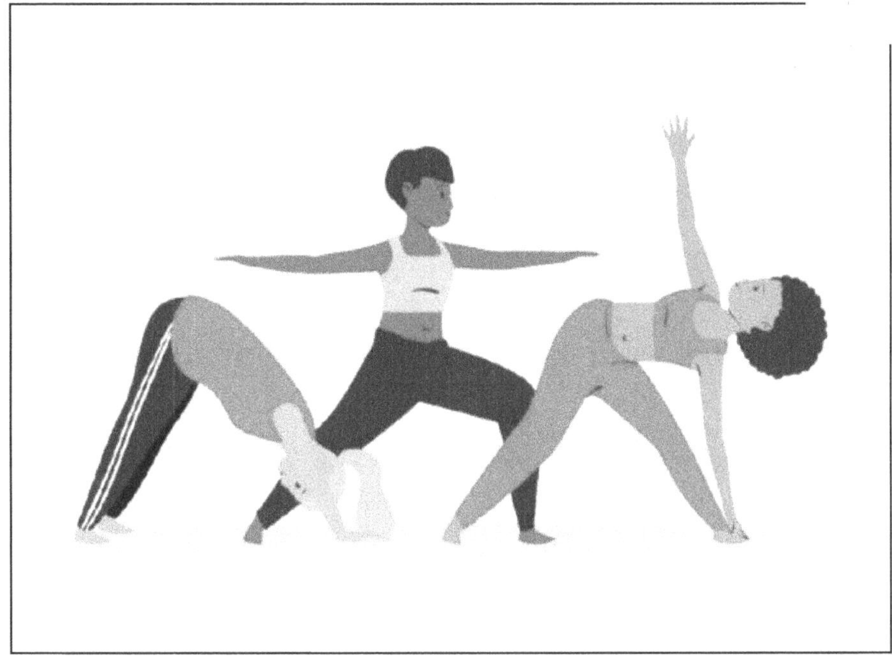

Eenvoudige oefeningen om de houding te verbeteren, pijnverlichting, betere flexibiliteit, kracht en afvallen in 10 minuten per dag + 7-daags maaltijdplan om je yogareis te helpen.

Lyndon S. Vergara

AUTEURSRECHT

INHOUDSOPGAVE

STOELYOGA VOOR SENIOREN BOVEN DE 60 1

AUTEURSRECHT 2

INTRODUCTIE 5

   Welkom bij Stoelyoga 5

   Voordelen van stoelyoga voor senioren 7

   Hoe dit boek te gebruiken 10

   Waarom dit boek uw investering waard is: 12

HOOFDSTUK 1: AAN DE SLAG MET STOELYOGA 13

   Stoelyoga begrijpen 13

   Geschiedenis en oorsprong van stoelyoga 16

   Basis Stoel Yoga Houdingen 19

HOOFDSTUK 2: ADEMHALINGSTECHNIEKEN VOOR ONTSPANNING 24

   Belang van adem bij stoelyoga 24

   Oefeningen voor adembewustzijn 26

HOOFDSTUK 3: STOELYOGA VOOR FLEXIBILITEIT EN MOBILITEIT 36

   Flexibiliteit vergroten met stoelyoga 36

HOOFDSTUK 4: STOELYOGA VOOR KRACHT EN STABILITEIT 41

   Kracht opbouwen met stoelyoga 41

   Stoelyoga-oefeningen voor kernkracht 43

HOOFDSTUK 5: STOELYOGA VOOR ONTSPANNING EN STRESSVERMINDERING 46

Belang van ontspanning voor senioren 46

BONUS 57

7-daags gezond en voedzaam maaltijdplan voor senioren ouder dan 60 om hun stoelyoga-oefeningsreis te verbeteren. 57

Dag 1: 57

Dag 2: 61

Dag 3: 67

Dag 4: 71

Dag 5: 78

Dag 6: 83

Dag 7: 89

CONCLUSIE 96

INTRODUCTIE

Welkom bij Stoelyoga

Beste lezer,

Welkom op een reis die leeftijd overstijgt, wijsheid verwelkomt en de kracht van de geest eert. Terwijl je dit boek vasthoudt, heb je de eerste stap gezet op een fantastische reis van welzijn en vernieuwing. Op de pagina's van deze gids leer je over de levensveranderende effecten van stoelyoga, een praktijk die exclusief bedoeld is voor mensen zoals jij, wijze zielen die hun gouden jaren gracieus hebben omarmd.

Sta even stil en stel je voor dat je comfortabel zit, omringd door de zachte omhelzing van een ondersteunende stoel. In dit heiligdom van stilte, waar het ritme van je ademhaling je gids wordt en de bewegingen van je lichaam met gratie stromen, vind je troost, kracht en sereniteit.

Misschien ben je al bekend met het gefluister van ongemak dat met de leeftijd komt, de stijve gewrichten die protesteren bij elke beweging, de spieren die pijn doen door jarenlang gebruik en de geest die verlangt naar rust te midden van de chaos van het dagelijks leven. Het is gemakkelijk om je ontmoedigd te voelen, om te geloven dat de levendigheid van de jeugd slechts een verre herinnering is. Maar laat me je verzekeren, beste vriend, dat binnenin jou een onaangeboord reservoir van veerkracht en vitaliteit ligt te wachten om gewekt te worden.

Stoelyoga is niet alleen een reeks houdingen of oefeningen; Het is een zachte uitnodiging om opnieuw contact te maken met je lichaam, geest en ziel op een manier die je unieke reis door het leven eert. Het gaat erom te omarmen waar je op dit moment bent - het erkennen van de wijsheid die in de lijnen van je gezicht is geëtst, de verhalen die in het weefsel van je wezen zijn verweven en het eindeloze potentieel dat in je hart woont.

Op deze pagina's vind je een toevluchtsoord, een toevluchtsoord waar leeftijd geen beperking is, maar een bewijs van de rijkdom van ervaring. Hier verkennen we de schoonheid van beweging in zijn meest toegankelijke vorm, waarbij we de wijsheid van het lichaam eren en het uitnodigen om zich met gratie en gemak uit te drukken. Door middel van ademhaling en zachte bewegingen cultiveren we kracht, flexibiliteit en evenwicht, niet alleen in het lichaam, maar ook in geest en ziel.

Als je aan deze spannende reis begint, onthoud dan dat je niet de enige bent. Je bent lid van een bloeiende gemeenschap van zoekers, mensen die, net als jij, ervoor hebben gekozen om de steeds veranderende ritmes van het leven met moed en gratie onder ogen te zien. We zullen samen lachen, leren en de vreugde van beweging vieren, wetende dat elke ademhaling een kostbaar geschenk is en elke beweging een kans is om zowel het lichaam als de ziel te voeden.

Dus, beste lezer, nodig ik je uit om in je favoriete stoel te gaan zitten, diep adem te halen en je hart te openen voor de mogelijkheid van transformatie. Laten we samen aan deze reis beginnen, hand in hand, stap voor stap, terwijl we de schoonheid herontdekken van volledig aanwezig zijn in elk moment.

Welkom bij Stoelyoga, een toevluchtsoord voor de ziel, een viering van het leven en een reis naar hernieuwde vitaliteit en vreugde.

Met warmte en dankbaarheid,

Voordelen van stoelyoga voor senioren

Stoelyoga is meer dan alleen lichaamsbeweging; Het is een uitgebreide praktijk die je lichaam, geest en ziel voedt en verschillende voordelen biedt die de leeftijd overstijgen. Laten we beginnen aan een ontdekkingsreis en de enorme voordelen van stoelyoga voor senioren zoals jij verkennen.

1. **Verbeterde flexibiliteit:** Met het ouder worden kunnen onze gewrichten stijver worden en kan ons bewegingsbereik afnemen. Stoelyoga rekt en verlengt zachtjes de spieren, pezen en ligamenten, waardoor een grotere flexibiliteit en mobiliteit wordt bevorderd. Stel je voor dat je met gemak naar die hoge plank reikt of bukt om je schoenen zonder spanning te strikken. Elke stretch in stoelyoga opent de deur naar hernieuwde bewegingsvrijheid, verbetert je kwaliteit van leven en geeft je een gevoel van jeugdige vitaliteit.

2. **Verbeterde kracht:** Hoewel stoelyoga misschien zacht lijkt, laat je niet misleiden - de voordelen gaan veel verder dan ontspanning. Door deel te nemen aan zachte weerstandsoefeningen en gewichtdragende houdingen, bouw je geleidelijk kracht op in belangrijke spiergroepen, zoals de kern, benen en armen. Het versterken van deze spieren verbetert niet alleen het evenwicht en de stabiliteit, maar vermindert ook het risico op vallen - een veel voorkomende zorg voor senioren. Stel je voor dat je rechtop en stabiel staat, je gesterkt voelt door de hernieuwde kracht die door je lichaam stroomt, klaar om de avonturen van het leven met vertrouwen te omarmen.

3. **Verhoogde balans en stabiliteit:** Het behouden van het evenwicht wordt steeds belangrijker naarmate we ouder worden, omdat het het risico

op vallen en verwondingen vermindert. Stoelyoga biedt een veilige en ondersteunende omgeving om evenwichtsbevorderende houdingen te beoefenen, zoals de aangepaste boomhouding of de zittende adelaarhouding. Door consequent te oefenen, ontwikkel je een grotere proprioceptie en ruimtelijk inzicht, waardoor je met evenwicht en gratie door de wereld kunt navigeren. Stel je voor dat je stevig en geworteld staat, als een stevige eik die zachtjes wuift in de wind, onwankelbaar door de uitdagingen van het leven.

4. **Stressvermindering en ontspanning:** In de snelle wereld van vandaag is stress voor veel senioren een onvermijdelijke metgezel geworden. Stoelyoga biedt een toevluchtsoord van rust te midden van de chaos en biedt een repertoire aan ontspanningstechnieken om lichaam en geest te kalmeren. Van diepe ademhalingsoefeningen tot geleide meditatie en mindfulness-oefeningen, je leert spanning los te laten, het gebabbel van de geest te kalmeren en een diep gevoel van innerlijke vrede te cultiveren. Stel je voor dat je wegzakt in je stoel en het gewicht van de wereld van je schouders voelt vallen terwijl je je overgeeft aan de sereniteit van het huidige moment.

5. **Verbeterde houding en lichaamsbewustzijn:** Jarenlang zitten en staan kan een negatieve invloed hebben op onze houding, wat leidt tot ongemak en verkeerde uitlijning. Stoelyoga vestigt de aandacht op houdings- en lichaamsmechanica, waardoor je een groter bewustzijn van je uitlijnings- en bewegingspatronen ontwikkelt. Door de juiste uitlijning van de wervelkolom te oefenen en de kernspieren aan te spannen, zult u een betere houding en gezondheid van de wervelkolom ervaren, waardoor

veelvoorkomende problemen zoals rugpijn en stijfheid worden verlicht. Stel je voor dat je rechtop en trots zit en een gevoel van gratie en waardigheid belichaamt in elke beweging die je maakt.

6. **Verbeterde ademhalingsfunctie:** De adem is de hoeksteen van het leven, maar velen van ons realiseren zich misschien niet het volledige potentieel ervan. Stoelyoga legt een sterke nadruk op adembewustzijn en bewuste ademhalingstechnieken, en leert je de kracht van je ademhaling te benutten om het zenuwstelsel te kalmeren, de zuurstofvoorziening te verhogen en de ademhalingsfunctie te verbeteren. Door middel van oefeningen zoals middenrifademhaling en afwisselende neusgatademhaling, cultiveer je een diepere verbinding met je ademhaling, waardoor de weg wordt vrijgemaakt voor meer vitaliteit en welzijn. Stel je elke ademhaling voor als een zachte golf, die spanning en vermoeidheid wegspoelt en je lichaam vult met levengevende energie.

7. **Gemeenschap en verbinding:** Ten slotte, maar misschien wel het belangrijkste, biedt stoelyoga een gevoel van gemeenschap en verbondenheid - een plek waar senioren kunnen samenkomen om elkaar te ondersteunen en op te beuren op hun reis naar welzijn. Of je nu verhalen deelt, lacht of gewoon koestert in het bijzijn van gelijkgestemde individuen, de kameraadschap die wordt bevorderd in een stoelyogales is van onschatbare waarde. Stel je voor dat je vriendschappen sluit die leeftijd en achtergrond overstijgen, en banden smeden die je leven verrijken op manieren die je nooit voor mogelijk had gehouden.

Hoe dit boek te gebruiken

Gefeliciteerd met het zetten van de eerste stap naar het verbeteren van uw gezondheid en energie. Terwijl je dit boek in je hand houdt, ga je op een reis van zelfontdekking en transformatie, een reis die belooft je leven te verrijken op manieren die je je nooit had kunnen voorstellen. Sta me toe om u te laten zien hoe u het meeste uit deze geweldige bron kunt halen en hoe het een betrouwbare metgezel kan zijn op uw reis naar welzijn.

1. Begin met een open hart: Terwijl je dit boek doorneemt, benader je elke oefening met een open hart en een nieuwsgierige geest. Laat alle vooroordelen of twijfel aan jezelf achter je en sta jezelf toe open te staan voor de mogelijkheden van persoonlijke groei en regeneratie. Onthoud dat je op een pad van zelfzorg en zelfontdekking gaat, en elke stap die je zet, toont je toewijding aan je gezondheid.

2. Omarm de reis: Stoelyoga is meer dan alleen lichaamsbeweging; het is een hele levensstijl die lichaam, geest en ziel ten goede komt. Accepteer elke oefening als een kans om op een dieper niveau met jezelf in contact te komen, de geografie van je lichaam te verkennen, je geest tot rust te brengen en een gevoel van innerlijke sereniteit en evenwicht op te bouwen. Wees geduldig met jezelf en onthoud dat vooruitgang niet wordt afgemeten aan perfectie, maar aan je bereidheid om te komen opdagen en het te proberen.

3. Luister naar je lichaam: Een van de grootste geschenken van stoelyoga is het aanpassingsvermogen aan je unieke behoeften en capaciteiten. Luister naar de wijsheid van je lichaam en respecteer zijn signalen, of het nu gaat om een zachte rekoefening of een moment van rust. Duw jezelf nooit over je grenzen en benader elke oefening altijd met mededogen en zelfzorg. Onthoud dat de reis niet gaat over het bereiken van een bestemming, maar over het genieten van de momenten onderweg.

4. Oefen consistentie: Zoals elke waardevolle onderneming, is consistentie de sleutel tot het optimaal benutten van de voordelen van stoelyoga. Maak elke dag tijd vrij om deel te nemen aan je oefening, ook al is het maar voor een paar minuten. Of het nu 's ochtends vroeg is om een positieve toon voor de dag te zetten of voor het slapengaan om te ontspannen en te ontspannen, zoek een routine die voor jou werkt en houd je eraan. Met elke oefening verdiep je je verbinding met jezelf en ervaar je de transformerende kracht van mindfulness en beweging.

5. Vier je vooruitgang: Terwijl je door dit boek reist, neem dan de tijd om je vooruitgang en prestaties te vieren, hoe klein ze ook lijken. Of het nu gaat om het beheersen van een nieuwe houding, je meer op je gemak voelen in je lichaam of het ervaren van een gevoel van innerlijke rust, elke stap voorwaarts is een overwinning die het waard is om gevierd te worden. Erken je veerkracht, je moed en je toewijding aan je welzijn, en sta jezelf toe om je te koesteren in de vreugde van je prestaties.

6. Deel je reis: Onthoud ten slotte dat je niet alleen bent op deze reis. Deel uw ervaringen, inzichten en uitdagingen met dierbaren, vrienden of collega-beoefenaars. Of het nu gaat om het bijwonen van een stoelyogales, deelnemen aan online communities of gewoon een gesprek voeren onder het genot van thee, contact maken met anderen die jouw reis delen, kan enorm lonend zijn. Samen kunnen we elkaar opbeuren en ondersteunen op het pad naar welzijn, waardoor een rimpeleffect van positiviteit en mededogen in ons leven en de wereld ontstaat.

Waarom dit boek uw investering waard is:

Je vraagt je misschien af waarom je in dit boek zou moeten investeren als er talloze bronnen beschikbaar zijn over stoelyoga. Het antwoord is simpel: dit boek is meer dan alleen een verzameling houdingen en oefeningen, het is een uitgebreide gids die speciaal is afgestemd op senioren ouder dan 60 jaar, geschreven met zorg en expertise om aan uw unieke behoeften en zorgen te voldoen. Van gedetailleerde instructies en aanpassingen tot zachte aanmoediging en inspiratie, elke pagina is ontworpen om u te versterken op uw reis naar welzijn. Door in dit boek te investeren, investeer je in jezelf, je gezondheid, je geluk en je vermogen om het leven ten volle te leven.

Bedankt!!!!

HOOFDSTUK 1: AAN DE SLAG MET STOELYOGA

Stoelyoga begrijpen

In de kern is stoelyoga een aangepaste vorm van traditionele yoga die klassieke yogahoudingen en -technieken aanpast om zittend of ondersteund door een stoel uit te voeren. Terwijl traditionele yoga staan, balanceren en complexe bewegingen kan inhouden, biedt stoelyoga een veilig en toegankelijk alternatief, waardoor het ideaal is voor senioren, mensen met mobiliteitsproblemen of mensen die herstellen van een blessure.

Principes van stoelyogabeoefening

> **Toegankelijkheid:** Stoelyoga is ontworpen om toegankelijk te zijn voor mensen van alle leeftijden en fitnessniveaus, inclusief senioren ouder dan 60 jaar. Door een stoel te gebruiken voor ondersteuning, kunnen deelnemers veilig deelnemen aan een verscheidenheid aan houdingen en bewegingen zonder dat ze op de grond hoeven te gaan liggen of gewichtdragende activiteiten hoeven uit te voeren.

> **Zachtheid:** Stoelyoga legt de nadruk op zachte, bewuste bewegingen, waarbij de nadruk ligt op de ademhaling en de sensaties in het lichaam. Houdingen zijn aangepast om de belasting te verminderen en het risico op blessures te minimaliseren, waardoor deelnemers gemakkelijk en comfortabel kunnen bewegen. Elke beweging wordt met intentie en

bewustzijn uitgevoerd, wat een gevoel van aanwezigheid en opmerkzaamheid bevordert.

> **Aanpassingsvermogen:** Een van de grootste sterke punten van stoelyoga is het aanpassingsvermogen aan individuele behoeften en capaciteiten. Houdingen kunnen gemakkelijk worden aangepast of aangepast om tegemoet te komen aan fysieke beperkingen of gezondheidsproblemen, zodat iedereen volledig en veilig kan deelnemen. Of je nu te maken hebt met artritis, stijfheid of verminderde mobiliteit, stoelyoga biedt een ondersteunende omgeving om beweging te verkennen en verlichting te vinden.

> **Verbinding tussen lichaam en geest:** Stoelyoga stimuleert een verdieping van de verbinding tussen lichaam en geest en nodigt deelnemers uit om af te stemmen op hun lichaamssensaties en innerlijke wijsheid. Door bewuste ademhaling, zachte beweging en ontspanningstechnieken kunnen senioren een groter gevoel van bewustzijn en zelfcompassie cultiveren, waardoor een gevoel van innerlijke rust en welzijn wordt bevorderd.

> **Gemeenschap en ondersteuning:** Stoelyoga biedt een ondersteunende en inclusieve gemeenschap waar senioren kunnen samenkomen om hun ervaringen te delen, elkaar te ondersteunen en zinvolle verbindingen te bevorderen. Of het nu in een groepsles is of thuis oefent, deelnemers kunnen aanmoediging, inspiratie en kameraadschap vinden op weg naar meer gezondheid en vitaliteit.

Beginnen aan je stoelyogareis

Als je aan je stoelyoga-avontuur begint, onthoud dan dat het niet gaat om het bereiken van perfectie of het leren van geavanceerde houdingen, het gaat erom dat je met een open hart en een verlangen om te experimenteren opduikt. Begin met het kiezen van een comfortabele stoel die stabiliteit en ondersteuning biedt, met je voeten stevig op de grond en je ruggengraat lang en recht.

Neem vervolgens even de tijd om jezelf te centreren, je bewustzijn naar je ademhaling te brengen en je door deze naar het huidige moment te laten leiden. Begin met eenvoudige bewegingen, zoals zachte nekrollen, schouderophalen en diepe ademhalingsoefeningen, waarbij je geleidelijk het bewegingsbereik in je lichaam verkent en naar de signalen luistert.

Naarmate je meer vertrouwd raakt met stoelyoga, wees dan niet bang om te experimenteren en nieuwe houdingen of sequenties uit te proberen. Vertrouw op de aangeboren wijsheid van je lichaam en respecteer zijn beperkingen, wetende dat elke beweging, hoe klein ook, een stap is naar meer gezondheid en vitaliteit.

Benader je beoefening vooral met vriendelijkheid, geduld en zelfcompassie. Vier je vooruitgang en prestaties, hoe klein ze ook lijken, en onthoud dat de reis van stoelyoga niet alleen over lichaamsbeweging gaat, maar ook over het voeden van je lichaam, het kalmeren van je geest en het verheffen van je geest.

Moge je met elke ademhaling, elke rekoefening en elk moment van stilte merken dat je vernieuwd, gerevitaliseerd en klaar bent om de volheid van de mogelijkheden van het leven te omarmen.

Geschiedenis en oorsprong van stoelyoga

Oude wortels

De wortels van stoelyoga zijn terug te voeren op de oude beoefening van yoga, die duizenden jaren geleden in India is ontstaan. Yoga, wat in het Sanskriet "vereniging" of "harmonie" betekent, omvat een holistische benadering van gezondheid en welzijn, waarbij fysieke houdingen (asana's), adembeheersing (pranayama) en meditatie worden geïntegreerd om evenwicht en harmonie in lichaam, geest en ziel te cultiveren.

Terwijl traditionele yoga meestal bestaat uit staande, balancerende en op de grond gebaseerde houdingen, erkenden oude yogi's de noodzaak van aanpassingen om tegemoet te komen aan personen met fysieke beperkingen of handicaps. Zo werd het concept van "adaptieve yoga" geboren, met variaties van houdingen en technieken die konden worden uitgevoerd met behulp van rekwisieten zoals stoelen, bolsters of muren.

Moderne aanpassing

De moderne aanpassing van stoelyoga zoals we die nu kennen, kan worden toegeschreven aan het baanbrekende werk van yogadocenten en beroepsbeoefenaren in de gezondheidszorg die de behoefte aan toegankelijke vormen van lichaamsbeweging voor senioren en personen met mobiliteitsproblemen erkenden. Aan het einde van de 20e eeuw, toen de belangstelling voor yoga in westerse landen toenam, begonnen instructeurs innovatieve manieren te verkennen om yoga inclusiever en toegankelijker te maken voor diverse bevolkingsgroepen.

Een van de eerste voorstanders van stoelyoga was Lakshmi Voelker-Binder, die in de jaren 1980 de methode "Chair Yoga Fitness" ontwikkelde. Geïnspireerd door haar achtergrond in yoga, dans en fitness, creëerde Voelker-Binder een reeks zittende en staande yogahoudingen die konden worden uitgevoerd met de steun van een stoel, waardoor yoga toegankelijk werd voor mensen van alle leeftijden en niveaus.

Voordelen en populariteit

Naarmate het bewustzijn van de voordelen van stoelyoga zich verspreidde, groeide de populariteit ervan onder senioren, mensen met chronische aandoeningen en mensen die herstellen van een blessure of operatie. Stoelyoga biedt een breed scala aan voordelen, waaronder verbeterde flexibiliteit, kracht, balans en stressvermindering, waardoor het een ideale vorm van lichaamsbeweging is voor oudere volwassenen die hun gezondheid en welzijn willen behouden of verbeteren.

Tegenwoordig zijn stoelyogalessen te vinden in gemeenschapscentra, seniorencentra, yogastudio's en zorginstellingen over de hele wereld, en bieden ze een gastvrije en ondersteunende omgeving voor mensen van alle leeftijden en fitnessniveaus. Stoelyoga heeft ook erkenning gekregen binnen de medische gemeenschap als een aanvullende therapie voor het beheersen van chronische aandoeningen zoals artritis, osteoporose en chronische pijn.

Principes van stoelyogabeoefening

1. Toegankelijkheid

De kern van stoelyoga ligt in het principe van toegankelijkheid, dat ervoor zorgt dat mensen van alle leeftijden, vaardigheden en fitnessniveaus volledig en veilig kunnen deelnemen. Door een stoel te gebruiken voor ondersteuning, elimineert stoelyoga toetredingsbarrières die vaak worden geassocieerd met traditionele yoga, zoals de noodzaak om op de grond te gaan liggen of gewichtdragende activiteiten uit te voeren. Of je nu een doorgewinterde yogi bent of een complete beginner, stoelyoga biedt een gastvrije en inclusieve omgeving waar iedereen de voordelen van yoga kan ervaren zonder angst voor oordeel of blessures.

2. Zachte beweging

Stoelyoga legt de nadruk op zachte, bewuste beweging, geleid door de adem en uitgevoerd met intentie en bewustzijn. In tegenstelling tot krachtigere vormen van lichaamsbeweging, richt stoelyoga zich op kwaliteit boven kwantiteit, waarbij deelnemers worden aangemoedigd om langzaam en aandachtig te bewegen, met aandacht voor de sensaties in hun lichaam. Elke beweging is een kans om aanwezigheid en opmerkzaamheid te cultiveren en een diepere verbinding met zichzelf en het huidige moment te bevorderen.

3. Aanpassingsvermogen

Een van de grootste sterke punten van stoelyoga is het aanpassingsvermogen aan individuele behoeften en capaciteiten. Iedereen is uniek, en stoelyoga erkent dat wat voor de ene persoon werkt, misschien niet voor de andere werkt. Als zodanig kunnen houdingen en sequenties gemakkelijk worden aangepast of aangepast om tegemoet te komen aan fysieke beperkingen, gezondheidsproblemen of persoonlijke voorkeuren. Of je nu te maken hebt met artritis, stijfheid of verminderde mobiliteit, stoelyoga biedt een ondersteunende omgeving om beweging te verkennen en verlichting te vinden.

4. Verbinding tussen lichaam en geest

Stoelyoga nodigt deelnemers uit om een diepere verbinding tussen lichaam en geest te cultiveren en bewustzijn, acceptatie en zelfcompassie te bevorderen. Door bewuste ademhaling, zachte bewegingen en ontspanningstechnieken kunnen senioren leren luisteren naar de signalen van hun lichaam, hun beperkingen te eren en met meer gemak en gratie te bewegen. Door aanwezigheid en opmerkzaamheid op de mat te cultiveren, kunnen deelnemers deze kwaliteiten in hun dagelijks leven meenemen, waardoor hun algehele gevoel van welzijn en innerlijke harmonie wordt verbeterd.

5. Gemeenschap en ondersteuning

Stoelyoga biedt een ondersteunende en verzorgende gemeenschap waar individuen kunnen samenkomen om hun ervaringen te delen, elkaar te ondersteunen en zinvolle verbindingen te bevorderen. Of het nu in een groepsles is of thuis oefent, deelnemers kunnen aanmoediging, inspiratie en kameraadschap vinden op weg naar meer gezondheid en vitaliteit. Het gevoel erbij te horen en verbonden te zijn dat in een stoelyogales wordt gecultiveerd, kan diep opbeurend zijn en de deelnemers eraan herinneren dat ze niet alleen zijn op hun pad naar welzijn.

Basis Stoel Yoga Houdingen

   1. **Zittende berghouding**

De zittende berghouding, ook wel bekend als "Tadasana" in het Sanskriet, is een fundamentele yogahouding die senioren boven de 60 de mogelijkheid biedt om kracht, stabiliteit en aarding te vinden te midden van stilte. Hoewel het traditioneel staand wordt beoefend, biedt de zittende variant van Mountain Pose alle voordelen van zijn staande tegenhanger met de extra ondersteuning van een stoel, waardoor het toegankelijk is voor mensen van alle leeftijden en niveaus.

Om de zittende berghouding te beoefenen:

❖ Ga comfortabel zitten op een stevige stoel met je voeten stevig op de grond, op heupbreedte uit elkaar. Breng je knieën recht boven je enkels en je heupen over je knieën, zodat je een stabiele basis creëert.

❖ Verleng je ruggengraat door de kruin van je hoofd naar het plafond te tillen en je schouderbladen voorzichtig naar beneden en naar achteren te trekken. Laat uw handen lichtjes rusten op uw dijen of knieën, handpalmen naar beneden of omhoog, afhankelijk van wat het meest comfortabel aanvoelt.

❖ Sluit je ogen als het veilig voelt om dat te doen, of verzacht je blik en concentreer je op een punt voor je. Haal een paar keer diep adem, adem in door je neus en adem uit door je mond, zodat je lichaam kan ontspannen en in de houding kan komen.

❖ Stel je voor dat je bij elke inademing je ruggengraat verlengt en groter wordt, waardoor er ruimte ontstaat tussen elke wervel. Bij elke uitademing voel je jezelf door je zitbotten naar beneden wroeten, jezelf aarden en verankeren aan de aarde beneden.

❖ Houd deze lange, trotse houding een aantal ademhalingen aan, zodat je de kwaliteiten van kracht, stabiliteit en evenwicht kunt belichamen die de berghouding definiëren. Voel de subtiele energie die door je lichaam stroomt en je verbindt met de aarde beneden en de lucht erboven.

❖ Wanneer je klaar bent om de houding los te laten, open je voorzichtig je ogen, laat je je armen zakken als ze omhoog zijn en keer je terug naar een neutrale zitpositie. Neem even de tijd om op te merken hoe je je voelt en erken alle sensaties of inzichten die uit de oefening voortkomen.

2. Zittende kat-koe stretch

De Seated Cat-Cow Stretch is een zachte en effectieve yogahouding die senioren boven de 60 een prachtige kans biedt om de mobiliteit van de wervelkolom te koesteren, de flexibiliteit te verbeteren en spanning in de rug en nek los te laten. Aangepast van de traditionele Cat-Cow-sequentie die op handen en knieën wordt uitgevoerd, biedt de zittende variant alle voordelen met de extra ondersteuning van een stoel, waardoor het toegankelijk is en geschikt is voor mensen van elke leeftijd en elk vaardigheidsniveau.

Om Seated Cat-Cow Stretch te oefenen:

❖ Ga comfortabel zitten op een stevige stoel met je voeten stevig op de grond, op heupbreedte uit elkaar. Plaats je handen op je dijen of knieën, handpalmen naar beneden gericht.

❖ Adem in terwijl je je rug kromt en je borst naar het plafond tilt, zodat je buik naar de grond kan zakken. Dit is het "Koe" gedeelte van het stuk.

❖ Adem uit terwijl je je rug buigt, je kin naar je borst brengt en je navel naar je ruggengraat trekt. Dit is het "Cat" gedeelte van het stuk.

❖ Blijf bewegen tussen Kat en Koe houdingen bij elke in- en uitademing, soepel en zachtjes stromend met je ademhaling. Concentreer u op het creëren van vloeiende bewegingen en het behouden van een comfortabel bewegingsbereik.

❖ Herhaal deze reeks voor verschillende ademhalingen, zodat je ruggengraat bij elke herhaling zachtjes kan opwarmen en losser kan worden. Let op eventuele gebieden van spanning of beperking en adem erin en nodig ze uit om los te laten en te verzachten.

❖ Wanneer je klaar bent om de rekoefening los te laten, keer je terug naar een neutrale zitpositie en neem je even de tijd om de effecten van de oefening op je lichaam en geest te observeren.

3. Zittende vooroverbuiging

De zittende voorwaartse buiging, ook bekend als "Paschimottanasana" in het Sanskriet, is een verjongende yogahouding die senioren boven de 60 de mogelijkheid biedt om ontspanning te cultiveren, spanning in de rug en hamstrings los te laten en de flexibiliteit in de wervelkolom te verbeteren. Deze zachte voorwaartse vouw is aangepast voor zittende oefeningen en biedt alle voordelen van zijn traditionele tegenhanger, terwijl het extra ondersteuning en toegankelijkheid biedt voor mensen van alle leeftijden en niveaus.

Om Zittende Vooroverbuiging te oefenen:

- ❖ Ga comfortabel zitten op een stevige stoel met je voeten stevig op de grond, op heupbreedte uit elkaar. Plaats je handen op je dijen of knieën, handpalmen naar beneden gericht.

- ❖ Adem in terwijl je je ruggengraat verlengt en de kruin van je hoofd naar het plafond tilt. Voel de ruimte en verlenging in je ruggengraat terwijl je een lange, trotse houding creëert.

- ❖ Adem uit terwijl je vanuit de heupen naar voren scharniert, leidt met je borst en je romp over je dijen laat vouwen. Houd je rug plat en vermijd zoveel mogelijk ronding van je ruggengraat.

- ❖ Als je je op je gemak voelt, laat je handen dan op je schenen, enkels of de vloer voor je rusten. Ontspan je nek en schouders en verzacht je gezichtsspieren.

- ❖ Haal een aantal keer diep adem in deze voorwaartse plooi, zodat je ruggengraat bij elke inademing zachtjes langer wordt en je romp bij elke uitademing ontspant en loslaat. Voel de rek langs de achterkant van je benen en de opening in je ruggengraat.

- ❖ Om de houding los te laten, adem je langzaam in terwijl je je romp weer optilt naar een zittende positie, waarbij je elke wervel op de volgende stapelt. Neem even de tijd om de effecten van de stretch op je lichaam en geest te observeren.

HOOFDSTUK 2: ADEMHALINGSTECHNIEKEN VOOR ONTSPANNING

Belang van adem bij stoelyoga

Hoe een goede ademhaling het welzijn verbetert

Een van de krachtigste hulpmiddelen die je tot je beschikking hebt, is je adem. Adem is de brug die lichaam en geest verbindt en dient als een bron van vitaliteit, kalmte en innerlijke vrede.

1. De basis van stoelyogabeoefening

Adem is de basis van stoelyogabeoefening, waarbij elke beweging en houding wordt verankerd in het ritme van inademing en uitademing. De juiste ademhalingstechnieken geven niet alleen het lichaam zuurstof, maar kalmeren ook de geest, verminderen stress en bevorderen ontspanning. Als senioren wordt onze ademhaling nog kritischer, omdat deze ons energieniveau, onze stemming en ons algehele gevoel van vitaliteit kan beïnvloeden.

2. Mindfulness en aanwezigheid cultiveren

In stoelyoga is elke ademhaling een kans om mindfulness en aanwezigheid te cultiveren, ons te verankeren in het huidige moment en ons in staat te stellen de sensaties in ons lichaam volledig te ervaren. Door onze aandacht op de ademhaling te richten, kunnen we het gebabbel van de geest tot rust brengen, spanning loslaten en onze toevlucht zoeken in de stilte binnenin. Als senioren boven de 60 wordt de beoefening van mindfulness een hulpmiddel van onschatbare waarde om de uitdagingen van het leven met gratie en gelijkmoedigheid aan te gaan.

3. Verbetering van ontspanning en stressvermindering

De juiste ademhalingstechnieken in stoelyoga zijn diep ontspannend en activeren het parasympathische zenuwstelsel van het lichaam, de "rust en verteer"-reactie die de stressreactie tegengaat. Door de ademhaling bewust te vertragen en de uitademing te verlengen, kunnen we een staat van diepe ontspanning en kalmte teweegbrengen, stressniveaus verminderen en een gevoel van vrede en welzijn bevorderen. Voor senioren, die in het dagelijks leven te maken kunnen krijgen met verhoogde stressoren, is het vermogen om hun toevlucht te vinden in de adem een geschenk van onschatbare waarde.

4. Ondersteuning van fysieke gezondheid en vitaliteit

Naast de mentale en emotionele voordelen, ondersteunt een goede ademhaling in stoelyoga ook de fysieke gezondheid en vitaliteit. Diepe, middenrifademhaling verbetert de zuurstofvoorziening van het bloed, stimuleert de bloedsomloop en verbetert de ademhalingsfunctie, cruciale factoren voor het behoud van de algehele gezondheid en het welzijn, vooral naarmate we ouder worden. Door het bewustzijn van de adem te cultiveren en bewuste ademhalingstechnieken te beoefenen, kunnen senioren de natuurlijke genezingsprocessen van hun lichaam ondersteunen en een lang leven en vitaliteit bevorderen.

5. Veerkracht en emotionele regulatie opbouwen

Stoelyoga biedt een veilige en ondersteunende ruimte voor senioren om het verband tussen adem en emoties te verkennen, veerkracht en emotionele regulatievaardigheden op te bouwen. Door te leren de ademhaling te observeren en te reguleren op momenten van ongemak of angst, kunnen senioren met meer gemak en gelijkmoedigheid door uitdagende emoties navigeren, waardoor een gevoel van innerlijke kracht en evenwicht wordt bevorderd. Door de beoefening van stoelyoga kunnen senioren emotionele veerkracht cultiveren die hen zowel op als naast de mat van pas komt.

Oefeningen voor adembewustzijn

1. Diafragmatische ademhaling

Diafragmatische ademhaling, ook wel 'buikademhaling' genoemd, is een fundamentele ademhalingsbewustzijnsoefening die senioren uitnodigt om opnieuw contact te maken met hun natuurlijke adempatronen en het middenrif, de primaire ademhalingsspier, te activeren. Om middenrifademhaling te oefenen, ga je gewoon comfortabel in je stoel zitten met je voeten plat op de grond en je handen rustend op je buik. Terwijl je inademt, laat je je buik uitzetten als een ballon, zich vullen met lucht en je handen voorzichtig naar buiten duwen. Terwijl je uitademt, voel je je buik zachter worden en leeglopen, waardoor eventuele spanning of beklemming wordt losgelaten. Herhaal dit proces gedurende meerdere ademhalingen, zodat je in een staat van diepe ontspanning en gemak kunt zinken.

2. Getelde ademhaling

Getelde ademhaling is een eenvoudige maar effectieve ademhalingsbewustzijnsoefening die senioren helpt focus, concentratie en kalmte te cultiveren. Om getelde ademhaling te oefenen, ga je comfortabel in je stoel zitten en sluit je je ogen als dat veilig voelt. Adem langzaam en diep in door je neus tot vier tellen, zodat je adem je longen vult. Houd je adem in aan het begin van de inademing voor vier tellen en geniet van het moment van stilte en expansie. Adem langzaam en gelijkmatig uit door je neus of mond tot vier tellen en laat bij elke ademhaling eventuele spanning of stress los. Herhaal deze cyclus van inademing, retentie en uitademing gedurende verschillende rondes, zodat je adem je in een staat van innerlijke vrede en rust kan brengen.

3. Vierkante ademhaling

Vierkante ademhaling, ook wel 'doosademhaling' genoemd, is een ritmische ademhalingsbewustzijnsoefening die evenwicht, stabiliteit en emotionele regulatie bevordert. Om vierkante ademhaling te oefenen, visualiseer je een vierkant of doos voor je geestesoog, met vier gelijke zijden die de vier fasen van de ademhaling vertegenwoordigen. Adem langzaam en diep in door je neus tot vier tellen en volg de eerste kant van het vierkant. Houd je adem in aan de bovenkant van de inademing voor een telling van vier tellen, waarbij je de tweede kant van het vierkant volgt. Adem langzaam en gelijkmatig uit door je neus of mond tot vier tellen en volg de derde kant van het vierkant. Houd je adem in aan de onderkant van de uitademing voor een telling van vier, waarbij je de vierde kant van het vierkant volgt. Herhaal deze cyclus van inademen, vasthouden, uitademen en vasthouden gedurende verschillende rondes, zodat je bij elke ademhaling ritme, balans en harmonie kunt vinden.

4. Ademhaling in de oceaan

Oceaanademhaling, ook wel "Ujjayi-adem" genoemd, is een rustgevende ademhalingsbewustzijnsoefening die het zenuwstelsel kalmeert, stress vermindert en de mentale helderheid verbetert. Om de ademhaling van de oceaan te oefenen, ga je comfortabel in je stoel zitten met je ogen gesloten en je ruggengraat hoog. Adem langzaam en diep in door je neus, zodat je adem hoorbaar is en achter in je keel resoneert als het geluid van oceaangolven die op de kust rollen. Adem langzaam en gelijkmatig uit door je neus en behoud de zachte vernauwing in de keel om een zacht, fluisterend geluid te creëren. Blijf enkele minuten op deze ritmische, oceanische manier ademen en laat je omhullen door het rustgevende ritme van je ademhaling en de rustige melodie van de golven.

Alternatieve neusgatademhaling

Alternatieve neusgatademhaling, ook bekend als "Nadi Shodhana" in het Sanskriet, is een pranayama, of adembeheersingstechniek, waarbij de ademstroom tussen de rechter- en linkerneusgaten wordt afgewisseld. Deze praktijk wordt verondersteld de stroom van prana, of levenskrachtenergie, door de subtiele energiekanalen van het lichaam, bekend als nadi's, in evenwicht te brengen. Door de stroom van prana in evenwicht te brengen, harmoniseert Alternate Nostril Breathing de dualiteiten in ons, zoals mannelijk en vrouwelijk, zon en maan, en yin en yang, waardoor een gevoel van evenwicht en heelheid ontstaat.

Hoe alternatieve neusgatademhaling te oefenen?

Om afwisselende neusgatademhaling in een zittende positie te oefenen:

❖ Ga comfortabel in je stoel zitten met je ruggengraat hoog en je schouders ontspannen.

❖ Laat je linkerhand op je linkerknie rusten met je handpalm naar boven, of in een mudra-positie als je dat liever hebt.

❖ Breng met je rechterhand je wijs- en middelvinger tussen je wenkbrauwen en druk lichtjes op je voorhoofd.

❖ Sluit je ogen als het veilig voelt om dat te doen, of verzacht je blik.

❖ Gebruik je rechterduim om je rechterneusgat te blokkeren en adem dan diep in door je linkerneusgat en tel tot vier.

❖ Sluit je linkerneusgat met je rechter ringvinger, laat je duim los van je rechterneusgat en adem langzaam en gelijkmatig uit door je rechterneusgat tot vier tellen.

❖ Adem diep in door je rechterneusgat en tel tot vier.

❖ Gebruik je rechterduim om je rechterneusgat te blokkeren en adem dan diep in door je linkerneusgat en tel tot vier.

❖ Eén cyclus van alternatieve neusgatademhaling is voltooid. Herhaal dit voor verschillende rondes, laat je ademhaling je naar een staat van evenwicht en harmonie leiden.

Voordelen van alternatieve neusgatademhaling voor senioren

Alternatieve neusgatademhaling biedt een breed scala aan voordelen voor senioren ouder dan 60, waaronder:

❖ Verbetering van het evenwicht van het zenuwstelsel en vermindering van stress en angst.

❖ Verbetering van de ademhalingscapaciteit en ondersteuning van het welzijn van de longen.

❖ Verbetering van mentale helderheid, focus en concentratie.

❖ Het reguleren van de bloeddruk en het bevorderen van de cardiovasculaire gezondheid.

❖ Het cultiveren van een gevoel van innerlijke vrede, harmonie en welzijn.

❖ Energieke ademhalingstechnieken

Adem van vuur (Kapalabhati)

Hoe de Adem van Vuur te Beoefenen (Kapalabhati)

Om Kapalabhati in een zittende positie te beoefenen:

❖ Ga comfortabel in je stoel zitten met je ruggengraat hoog en je schouders ontspannen.

❖ Plaats uw handen op uw knieën of dijen, handpalmen naar wens naar boven of naar beneden gericht.

❖ Haal een paar keer diep adem om jezelf te centreren en je voor te bereiden op de oefening.

❖ Bij een uitademing span je krachtig je buikspieren aan en verdrijf je de adem door je neusgaten in korte, scherpe uitbarstingen.

❖ Laat de inademing passief gebeuren, zonder moeite, terwijl je buik op natuurlijke wijze terugdeinst naar zijn oorspronkelijke positie.

❖ Ga door met dit ritmische patroon van krachtige uitademingen en passieve inademingen gedurende verschillende rondes, waarbij je geleidelijk de snelheid en intensiteit van je ademhaling verhoogt naarmate je meer vertrouwd raakt met de oefening.

❖ Nadat je het gewenste aantal rondes hebt voltooid, laat je de adem los en neem je even de tijd om de effecten van de oefening op je lichaam en geest te observeren.

Voordelen van Breath of Fire (Kapalabhati) voor senioren

❖ Breath of Fire biedt een breed scala aan voordelen voor senioren boven de 60, waaronder:

❖ Stimulering van het spijsverteringsstelsel en bevordering van een gezonde stofwisseling.

❖ Verbetering van de doorbloeding en zuurstoftoevoer door het hele lichaam.

❖ Het verhogen van de vitaliteit en het verjongen van zowel lichaam als geest.

❖ Het opruimen van de geest van mentale mist en het bevorderen van mentale helderheid.

❖ Het zenuwstelsel in balans brengen en stress en spanning verminderen.

Driedelige ademhaling (Dirga Pranayama)

Driedelige ademhaling is een fundamentele pranayama-techniek die een diepe, middenrifademhaling aanmoedigt, senioren uitnodigt om opnieuw contact te maken met hun natuurlijke adempatronen en een gevoel van innerlijke rust en evenwicht te cultiveren. De oefening omvat het achtereenvolgens vullen en legen van de drie kamers van de longen - de onderbuik (buik), de middelste borstkas (ribben) en de bovenborst (sleutelbeen) - om optimale zuurstofvoorziening en ontspanning te bevorderen.

Hoe driedelige ademhaling te beoefenen (Dirga Pranayama)

Om driedelige ademhaling uit te voeren terwijl u zit:

- ❖ Ga comfortabel in je stoel zitten met je ruggengraat hoog en je schouders ontspannen.
- ❖ Plaats je handen onder je navel, op je buik.
- ❖ Sluit je ogen als het veilig voelt om dat te doen, of verzacht je blik.
- ❖ Begin met diep in te ademen door je neus, zodat je adem je onderbuik vult. Voel hoe je buik omhoog en uit gaat terwijl je inademt, als een ballon die wordt opgeblazen.
- ❖ Blijf inademen, laat je adem uitzetten naar je middelste borstkas, voel hoe je ribbenkast naar buiten en zijwaarts uitbreidt.
- ❖ Adem ten slotte diep in je bovenborst in, zodat je sleutelbeenderen kunnen optillen en verbreden terwijl je borstkas zich met lucht vult.
- ❖ Adem langzaam en gelijkmatig uit door je neus of mond en laat achtereenvolgens de adem los van je bovenborst, middelste borst en onderbuik.
- ❖ Herhaal deze cyclus van inademing en uitademing gedurende verschillende rondes, zodat je adem je in een staat van diepe ontspanning en innerlijk evenwicht brengt.

Voordelen van driedelige ademhaling (Dirga Pranayama) voor senioren

❖ Three-Part Breath biedt een breed scala aan voordelen voor senioren ouder dan 60, waaronder:

❖ Het bevorderen van diepe ontspanning en het verminderen van stress en spanning.

❖ Verbetering van de ademhalingsfunctie en longcapaciteit.

❖ Het kalmeren van het zenuwstelsel en het verbeteren van het emotionele welzijn.

❖ Het verhogen van de zuurstofvoorziening van het bloed en het bevorderen van de algehele vitaliteit.

❖ Het bevorderen van bewustzijn en volledig aanwezig zijn in het huidige moment.

Verkoelende adem (Sitali Pranayama)

Cooling Breath is een pranayama-techniek waarbij wordt ingeademd door een opgerolde tong of getuite lippen, waardoor een verkoelend gevoel in de mond en keel ontstaat. Deze rustgevende ademhalingsoefening helpt de lichaamstemperatuur te reguleren, hittegerelateerd ongemak te verminderen en gevoelens van opwinding of prikkelbaarheid te verlichten. Naast de fysieke voordelen bevordert Cooling Breath ook mentale helderheid, emotionele stabiliteit en een diep gevoel van innerlijke vrede.

Hoe verkoelende adem te beoefenen (Sitali Pranayama)

Om Cooling Breathing in een zittende positie te oefenen:

- ❖ Ga comfortabel in je stoel zitten met je ruggengraat hoog en je schouders ontspannen.
- ❖ Sluit je ogen als het veilig voelt om dat te doen, of verzacht je blik.
- ❖ Als je je tong kunt rollen, krul dan de zijkanten van je tong in een buisvorm en steek het puntje van je tong iets naar buiten.
- ❖ Als je niet in staat bent om je tong te rollen, tuit dan je lippen tegen elkaar en creëer een kleine opening ertussen.
- ❖ Adem langzaam en diep in door je gerolde tong of getuite lippen en trek de adem naar binnen met een zacht sissend geluid.
- ❖ Voel de koelte van de adem terwijl deze over je tong of door je getuite lippen gaat, en je mond en keel kalmeert en verfrist.
- ❖ Adem langzaam en gelijkmatig uit door je neus en laat bij elke ademhaling eventuele spanning of stress los.
- ❖ Herhaal deze cyclus van in- en uitademing gedurende verschillende rondes, zodat het verkoelende gevoel zich door je lichaam en geest kan verspreiden.

Voordelen van verkoelende adem (Sitali Pranayama) voor senioren

Cooling Breath biedt een breed scala aan voordelen voor senioren ouder dan 60, waaronder:

- ❖ Het koelen van het lichaam en het verminderen van hittegerelateerd ongemak, vooral bij warm weer of opvliegers.
- ❖ Het kalmeren van de geest en het bevorderen van mentale helderheid en focus.
- ❖ Het verlichten van gevoelens van prikkelbaarheid, frustratie of woede.
- ❖ Het zenuwstelsel in balans brengen en stress en spanning verminderen.

❖ Het roept een gevoel van innerlijke sereniteit en rust op, zelfs te midden van de uitdagingen van het leven.

HOOFDSTUK 3: STOELYOGA VOOR FLEXIBILITEIT EN MOBILITEIT

Flexibiliteit vergroten met stoelyoga

Belang van flexibiliteit voor senioren

Naarmate we ouder worden, wordt het behouden van flexibiliteit steeds belangrijker voor onze algehele gezondheid en welzijn. Flexibiliteit, het vermogen van onze spieren en gewrichten om vrij te bewegen door hun volledige bewegingsbereik, is niet alleen essentieel om dagelijkse activiteiten met gemak uit te voeren, maar ook om blessures te voorkomen, pijn te verminderen en de kwaliteit van leven te verbeteren

1. Behoud van de gezondheid van de gewrichten

Flexibiliteit speelt een cruciale rol bij het behoud van de gezondheid en functie van de gewrichten naarmate we ouder worden. Flexibele gewrichten zijn minder vatbaar voor stijfheid, pijn en degeneratieve aandoeningen zoals artritis. Het beoefenen van zachte rekoefeningen die gericht zijn op de heupen, knieën en enkels kan senioren bijvoorbeeld helpen de mobiliteit in deze belangrijke gewrichten te behouden, waardoor ze tot ver in hun gouden jaren kunnen blijven genieten van activiteiten zoals wandelen, tuinieren en spelen met kleinkinderen.

2. Verbetering van houding en uitlijning

Flexibiliteit is nauw verbonden met houding en uitlijning, twee factoren die een aanzienlijke invloed hebben op onze algehele gezondheid en vitaliteit. Een slechte houding kan leiden tot spieronevenwichtigheden, verkeerde uitlijning van de wervelkolom en chronische pijn, terwijl een goede houding een goede uitlijning van de wervelkolom bevordert en een optimale orgaanfunctie ondersteunt. Stoelyoga biedt senioren de mogelijkheid om hun houding en uitlijning te verbeteren door middel van zachte rekoefeningen en corrigerende oefeningen, waardoor ze langer kunnen staan, dieper kunnen ademen en met meer gemak en gratie kunnen bewegen.

3. Verbetering van het bewegingsbereik

Flexibiliteit staat synoniem voor bewegingsvrijheid, waardoor senioren dagelijkse activiteiten met meer gemak en efficiëntie kunnen uitvoeren. Een grotere flexibiliteit in de schouders en armen kan het bijvoorbeeld gemakkelijker maken om items op hoge planken te bereiken of zelfstandig te kleden, terwijl verbeterde flexibiliteit in de wervelkolom en heupen het gemakkelijker kan maken om te buigen, draaien en draaien zonder ongemak of beperking. Stoelyoga stelt senioren in staat om hun bewegingsbereik te vergroten door middel van gerichte rekoefeningen en bewegingen, waardoor onafhankelijkheid en zelfvertrouwen in hun dagelijks leven worden bevorderd.

4. Vallen en verwondingen voorkomen

Flexibiliteit is een belangrijk onderdeel van evenwicht en coördinatie, essentiële vaardigheden om vallen en verwondingen te voorkomen naarmate we ouder worden. Flexibele spieren en gewrichten stellen senioren in staat sneller te reageren en zich gemakkelijker aan te passen aan veranderingen in het terrein of onverwachte obstakels, waardoor het risico op uitglijden, struikelen en vallen wordt verkleind. Het beoefenen van evenwichtshoudingen en zachte beenrekoefeningen in stoelyoga kan senioren bijvoorbeeld helpen hun stabiliteit en proprioceptie te verbeteren, waardoor hun zelfvertrouwen en veiligheid zowel thuis als in de gemeenschap toenemen.

5. Bevordering van emotioneel welzijn

Flexibiliteit is niet alleen fysiek; Het is ook mentaal en emotioneel. Het vermogen om je aan te passen en mee te gaan met de ups en downs van het leven is een kenmerk van veerkracht en welzijn. Senioren die flexibiliteit in lichaam en geest behouden, zijn beter toegerust om de uitdagingen van het leven met gratie, acceptatie en gelijkmoedigheid aan te gaan. Stoelyoga biedt senioren een veilige en ondersteunende ruimte om flexibiliteit in al zijn vormen te cultiveren, waardoor een gevoel van vrede, sereniteit en innerlijke kracht wordt bevorderd dat het fysieke rijk overstijgt.

Zachte nek- en schouderrekoefeningen

Het opnemen van zachte nek- en schouderrekoefeningen in uw dagelijkse routine kan de broodnodige verlichting brengen van de spanning en stijfheid die zich vaak in deze gebieden verzamelen, vooral naarmate we ouder worden. Door elke dag een paar minuten gespannen spieren te rekken en los te laten, kunt u de flexibiliteit verbeteren, ongemak verminderen en de mobiliteit van uw nek en schouders herstellen. De "Neck Side Stretch" is een basisvoorbeeld van een zachte nek- en schouderstretch.

Voorbeelden:

❖ Ga comfortabel in je stoel zitten met je ruggengraat hoog en je schouders ontspannen.

- ❖ Adem diep in en verleng je ruggengraat en bereik de kruin van je hoofd naar het plafond.
- ❖ Adem langzaam uit en kantel je hoofd naar rechts, waarbij je je rechteroor naar je rechterschouder brengt.
- ❖ Plaats je rechterhand voorzichtig op de linkerkant van je hoofd en oefen lichte druk uit om de rek te verdiepen.
- ❖ Houd 15-30 seconden vast, adem diep in en laat de rek de spanning aan de linkerkant van je nek en schouder losmaken.
- ❖ Adem in om terug te keren naar het midden, adem dan uit en herhaal aan de linkerkant.
- ❖ Vergeet niet om langzaam en aandachtig te bewegen, naar je lichaam te luisteren en alleen te rekken tot het punt van zacht ongemak of zenuwpijn.

Spinale verdraaiingen in een stoel

Spinale draaiingen zijn een prachtige manier om de mobiliteit en vitaliteit van uw wervelkolom te voeden, de flexibiliteit te bevorderen en de spanning in de rugspieren te verlichten. Zelfs als u in een stoel zit, kunt u genieten van de voordelen van draaiingen van de wervelkolom met zachte en bewuste bewegingen. Een voorbeeld van een Spinal Twist in een stoel is de "Seated Spinal Twist":

Voorbeelden:

- ❖ Ga comfortabel in je stoel zitten met je ruggengraat hoog en je voeten plat op de grond.

- ❖ Adem diep in en verleng je ruggengraat, waarbij je je kernspieren aanspant om je houding te ondersteunen.
- ❖ Adem uit en draai je romp naar rechts, plaats je linkerhand op de buitenkant van je rechterdij of de armleuning van je stoel en je rechterhand op de rugleuning van de stoel.
- ❖ Verdiep de draai voorzichtig bij elke uitademing, houd je ruggengraat lang en je schouders ontspannen, weg van je oren.
- ❖ Houd de draai 15-30 seconden vast, adem diep in en voel de zachte ontlading van spanning langs je ruggengraat.
- ❖ Adem in om terug te keren naar het midden, adem dan uit en herhaal aan de linkerkant.
- ❖ Verbetering van mobiliteit en evenwicht

Zittende zijwaartse stretch

Stoel Duif Pose

Zittende beenverlengingen

HOOFDSTUK 4: STOELYOGA VOOR KRACHT EN STABILITEIT

Kracht opbouwen met stoelyoga

Versterking van de kernspieren

Naarmate we ouder worden, wordt het behoud van de kernspierkracht en -stabiliteit belangrijker voor onze algehele gezondheid en welzijn. De kernspieren, de spieren van de buik, onderrug en bekken, spelen een belangrijke rol bij het behouden van houding, evenwicht en mobiliteit, waardoor we dagelijkse activiteiten met gemak en vertrouwen kunnen uitvoeren.

Inzicht in de kernspieren

De kernspieren vormen de basis van de stabiliteit en kracht van ons lichaam en bieden ondersteuning en bescherming voor de wervelkolom en inwendige organen. Deze spieren omvatten:

- ❖ De Rectus Abdominis: Deze spier bevindt zich aan de voorkant van de buik en helpt de wervelkolom te buigen en het bekken te stabiliseren.
- ❖ De schuine standen: Deze spieren bevinden zich aan de zijkanten van de buik en helpen de romp te draaien en te buigen.
- ❖ De transversale buikspier: Deze spier bevindt zich diep in de buik en werkt als een korset en biedt stabiliteit en ondersteuning voor de wervelkolom en het bekken.

❖ De Erector Spinae: Deze spieren bevinden zich langs de wervelkolom en helpen de wervelkolom te strekken en te draaien, de houding te ondersteunen en blessures te voorkomen.

Belang van kernkracht voor senioren

Kernkracht is om verschillende redenen essentieel voor senioren boven de 60:

❖ Verbetering van houding en balans: Sterke kernspieren helpen de juiste uitlijning van de wervelkolom te behouden, waardoor het risico op vallen en verwondingen wordt verminderd.

❖ Rugpijn verlichten: Het versterken van de spieren van de buik en onderrug kan chronische rugpijn verlichten en de algehele gezondheid van de wervelkolom verbeteren.

❖ Verbetering van de mobiliteit: Een sterke kern stelt senioren in staat om dagelijkse activiteiten zoals buigen, tillen en draaien met meer gemak en efficiëntie uit te voeren.

❖ Ondersteuning van vitale organen: Sterke kernspieren bieden ondersteuning en bescherming voor de organen van de buik en bevorderen een optimale orgaanfunctie en spijsvertering.

❖ Zelfvertrouwen en onafhankelijkheid vergroten: Door de kernkracht te vergroten, kunnen senioren zich zelfverzekerder en onafhankelijker voelen in hun vermogen om door de fysieke uitdagingen van het dagelijks leven te navigeren.

Stoelyoga-oefeningen voor kernkracht

Stoelyoga biedt een verscheidenheid aan zachte maar effectieve oefeningen om de kernspieren te versterken, waaronder:

1. Zittende Cat-Cow Stretch: Deze dynamische beweging wisselt af tussen het afronden en buigen van de wervelkolom, het aanspannen van de kernspieren en het bevorderen van flexibiliteit en mobiliteit in de wervelkolom.
2. Zittende draai: Deze zachte draai rekt en versterkt de spieren van de buik en onderrug, verbetert de mobiliteit van de wervelkolom en verlicht spanning.
3. Stoelplank: Deze aangepaste versie van de traditionele plankhouding bouwt kracht op in de kernspieren en biedt ondersteuning en stabiliteit aan senioren die moeite hebben om op de grond te komen.

Kernversterking opnemen in uw routine

Om de vruchten te plukken van kernversterking, moet u ernaar streven stoelyoga-oefeningen in uw dagelijkse routine op te nemen. Begin met zachte bewegingen en verhoog geleidelijk de intensiteit en duur naarmate je kracht en zelfvertrouwen opbouwt. Vergeet niet om naar je lichaam te luisteren en alleen te doen wat voor jou veilig en comfortabel voelt. Met consistentie en toewijding kunt u uw kernspieren versterken, uw stabiliteit en vitaliteit verbeteren en genieten van een groter gevoel van welzijn in lichaam, geest en ziel.

Stoel Yoga Squats

Chair Yoga Squats zijn een prachtige manier om kracht en stabiliteit in het onderlichaam op te bouwen en tegelijkertijd ondersteuning en veiligheid te bieden aan senioren boven de 60. Deze zachte maar effectieve oefeningen richten zich op de spieren van de benen, heupen en bilspieren en helpen het evenwicht, de mobiliteit en de algehele vitaliteit te verbeteren. Een voorbeeld van een Chair Yoga Squat is de "Seated Chair Squat":

- ❖ Ga comfortabel in je stoel zitten met je voeten op heupbreedte uit elkaar en je ruggengraat hoog.
- ❖ Betrek je kernspieren en verplaats je gewicht naar je hielen.
- ❖ Adem diep in en sta langzaam op uit de stoel, druk door je hielen en houd je knieën op één lijn over je enkels.
- ❖ Adem uit en laat jezelf langzaam weer in de stoel zakken, waarbij je je ruggengraat hoog houdt en je borst omhoog houdt.
- ❖ Herhaal dit voor 8-10 herhalingen, waarbij u zich concentreert op het behouden van de juiste vorm en uitlijning tijdens de beweging.

Zittende krijger pose

Zittende Warrior Pose is een aangepaste versie van de traditionele Warrior Pose die de voordelen van kracht, stabiliteit en aarding biedt terwijl je in een stoel zit. Deze krachtige houding helpt om kracht op te bouwen in de benen, armen en kernspieren, terwijl het evenwicht en de focus worden bevorderd. Een voorbeeld van een Zittende Krijger Pose is de "Zittende Halve Maan Pose":

- ❖ Ga comfortabel in je stoel zitten met je voeten plat op de grond en je ruggengraat hoog.

❖ Adem diep in en reik je armen boven je hoofd, waarbij je je handpalmen tegen elkaar brengt.

❖ Adem uit en leun naar rechts, strek je linkerarm boven je hoofd en verleng door de linkerkant van je lichaam.

❖ Houd het stuk 5-10 ademhalingen vast en voel de opening en uitzetting langs de linkerkant van je romp.

❖ Adem in om terug te keren naar het midden, adem dan uit en herhaal aan de linkerkant.

❖ Verbetering van stabiliteit en balans

Zittende boomhouding

Stoelondersteunde staande houdingen

Beenliften in een stoel

HOOFDSTUK 5: STOELYOGA VOOR ONTSPANNING EN STRESSVERMINDERING

Belang van ontspanning voor senioren

Voordelen van ontspanningstechnieken

1. Stress en angst verminderen

Een van de belangrijkste voordelen van ontspanningstechnieken bij stoelyoga is hun vermogen om stress en angst te verminderen. Terwijl senioren door de complexiteit van veroudering navigeren, kunnen ze verhoogde stressniveaus ervaren als gevolg van gezondheidsproblemen, veranderingen in levensstijl of externe druk. Ontspanningstechnieken zoals diep ademhalen, geleide beelden en progressieve spierontspanning kunnen senioren helpen te ontspannen, spanning los te laten en een gevoel van innerlijke rust en sereniteit te cultiveren, waardoor het algehele welzijn en de veerkracht worden bevorderd in het licht van de uitdagingen van het leven.

2. Verbetering van de slaapkwaliteit

Ontspanningstechnieken spelen een cruciale rol bij het bevorderen van een goede nachtrust en het bestrijden van slapeloosheid, een veel voorkomende zorg voor senioren ouder dan 60 jaar. Door ontspanningsoefeningen in hun bedtijdroutine op te nemen, kunnen senioren hun lichaam en geest laten weten dat het tijd is om te ontspannen en zich voor te bereiden op de slaap. Technieken zoals zacht rekken, progressieve ontspanning en mindfulness-meditatie kunnen senioren helpen zowel fysiek als mentaal te ontspannen, een diepere, meer herstellende slaap te bevorderen en de algehele slaapkwaliteit te verbeteren.

3. Verbetering van het emotionele welzijn

Naast het verminderen van stress en angst, kunnen ontspanningstechnieken in stoelyoga ook het emotionele welzijn verbeteren, waardoor een groter gevoel van vrede, tevredenheid en vreugde in het dagelijks leven wordt bevorderd. Door ruimte te creëren voor stille reflectie, zelfcompassie en acceptatie, kunnen senioren een diepere verbinding met zichzelf en anderen cultiveren, een positieve kijk en veerkracht koesteren in het licht van de ups en downs van het leven. Technieken zoals liefdevolle vriendelijkheidsmeditatie, dankbaarheidsbeoefening en diepe ontspanning kunnen senioren helpen een gevoel van innerlijke vrede en vervulling te cultiveren, ongeacht externe omstandigheden.

4. Bevordering van lichamelijke gezondheid en genezing

Ontspanningstechnieken in stoelyoga komen niet alleen de geest en emoties ten goede, maar ondersteunen ook de fysieke gezondheid en genezing bij senioren boven de 60. Door stress en spanning in het lichaam te verminderen, kunnen ontspanningsoefeningen helpen chronische pijn te verlichten, de immuunfunctie te verbeteren en een sneller herstel van ziekte of letsel te bevorderen. Technieken zoals zacht rekken, begeleide ontspanning en adembewustzijn kunnen senioren helpen spierspanning los te laten, de bloedsomloop te verbeteren en de algehele vitaliteit en veerkracht te verbeteren.

5. Mindfulness en aanwezigheid cultiveren

De kern van ontspanningstechnieken in stoelyoga is de beoefening van mindfulness, de kunst om volledig aanwezig te zijn in het moment met openheid, nieuwsgierigheid en acceptatie. Senioren ouder dan 60 kunnen veel baat hebben bij het cultiveren van mindfulness, omdat het hen helpt zich meer bewust te worden van hun gedachten, gevoelens en sensaties, waardoor ze met meer duidelijkheid en mededogen kunnen reageren op de uitdagingen van het leven. Technieken zoals bodyscan-meditatie, mindful ademen en mindful wandelen kunnen senioren helpen een dieper gevoel van zelfbewustzijn en aanwezigheid te ontwikkelen, waardoor meer rust en gelijkmoedigheid in hun leven wordt bevorderd.

Stoelyoga Nidra voor diepe ontspanning

Stoelyoga Nidra biedt senioren boven de 60 een diepgaand pad naar diepe ontspanning, verjonging en innerlijke genezing. Geworteld in de oude traditie van yoga, is Nidra - wat zich vertaalt naar "yogische slaap" - een geleide meditatiebeoefening die deelnemers uitnodigt om naar een staat van bewuste ontspanning te reizen, waar lichaam, geest en ziel kunnen ontspannen, spanning kunnen loslaten en het evenwicht kunnen herstellen.

Stoelyoga Nidra begrijpen

Chair Yoga Nidra is een aangepaste versie van traditionele Yoga Nidra die toegankelijk is voor senioren die mobiliteits- of comfortproblemen hebben. In deze praktijk worden de deelnemers door een systematisch ontspanningsproces geleid terwijl ze comfortabel in een stoel zitten, waardoor ze diepe ontspanning en innerlijke rust kunnen ervaren zonder op de grond te hoeven gaan liggen. Stoelyoga Nidra bestaat meestal uit een reeks geleide visualisaties, lichaamsscans en ademhalingsbewustzijnsoefeningen die zijn ontworpen om het lichaam te ontspannen, de geest tot rust te brengen en de innerlijke wijsheid en het genezingspotentieel binnenin te wekken.

Voordelen van stoelyoga nidra voor senioren

Stoelyoga Nidra biedt een breed scala aan voordelen voor senioren ouder dan 60 jaar, waaronder:

- ❖ **Diepe ontspanning:** Stoelyoga Nidra wekt een staat van diepe ontspanning op in lichaam en geest, waardoor senioren spanning kunnen loslaten, stress kunnen verminderen en een diep gevoel van vrede en rust kunnen ervaren.
- ❖ **Verbeterde slaapkwaliteit:** Regelmatige beoefening van stoelyoga Nidra kan een goede nachtrust bevorderen en slapeloosheid verlichten, een veel voorkomende zorg voor senioren boven de 60. Door deelnemers in een staat van diepe ontspanning te brengen, helpt Chair Yoga Nidra het zenuwstelsel te kalmeren, de geest tot rust te brengen en het lichaam voor te bereiden op een herstellende slaap.
- ❖ **Stressvermindering:** Stoelyoga Nidra helpt senioren veerkracht te cultiveren en om te gaan met de stress en uitdagingen van het dagelijks leven. Door een veilige en ondersteunende ruimte te bieden voor ontspanning en introspectie, stelt Chair Yoga Nidra senioren in staat om stress los te laten, zorgen los te laten en een groter gevoel van innerlijke vrede en welzijn te cultiveren.
- ❖ **Pijnbestrijding:** Stoelyoga Nidra kan een effectief hulpmiddel zijn voor het beheersen van chronische pijn en het bevorderen van genezing bij senioren

ouder dan 60 jaar. Door een staat van diepe ontspanning op te wekken, helpt Chair Yoga Nidra spierspanning te verlichten, ontstekingen te verminderen en de natuurlijke genezingsprocessen van het lichaam te bevorderen, waardoor pijn en ongemak worden verlicht.

❖ **Verbeterde verbinding tussen lichaam en geest:** Stoelyoga Nidra moedigt senioren aan om een diepere verbinding met hun lichaam, geest en innerlijke zelf te cultiveren. Door deelnemers te begeleiden door een reeks mindful bewustzijnsoefeningen, helpt Chair Yoga Nidra senioren om meer zelfbewustzijn, zelfcompassie en veerkracht te ontwikkelen, waardoor een gevoel van empowerment en heelheid in lichaam, geest en ziel wordt bevorderd.

3. Stoelyoga Nidra beoefenen

Om Stoelyoga Nidra te beoefenen:

• Zoek een rustige en comfortabele ruimte waar je comfortabel in een stoel kunt zitten met je voeten plat op de grond en je ruggengraat hoog.

• Sluit je ogen en neem even de tijd om je in een comfortabele zithouding te nestelen, zodat je lichaam kan ontspannen en je geest tot rust kan komen.

• Volg de begeleiding van een getrainde instructeur of gebruik een geleide meditatie-opname om je door de beoefening van Chair Yoga Nidra te leiden.

• Sta jezelf tijdens de oefening toe om je over te geven aan de ervaring, alle verwachtingen of oordelen los te laten en jezelf gewoon toe te staan aanwezig te zijn bij wat zich ook voordoet.

- Neem na de oefening even de tijd om uit te rusten en de ervaring te integreren, waarbij je eventuele veranderingen in je lichaam, geest of emoties opmerkt.

- Stressverlichtende stoelyogahoudingen

- Zittende voorwaartse vouw met ondersteuning

De zittende voorwaartse vouw met ondersteuning is een zachte maar krachtige houding die helpt om spanning in de wervelkolom, schouders en nek los te laten, terwijl de geest wordt gekalmeerd en ontspanning wordt bevorderd. Deze houding kan worden beoefend met de steun van een stoel, waardoor deze toegankelijk is voor senioren die mobiliteits- of evenwichtsproblemen hebben. Om Zittende Voorovervouw met Ondersteuning te oefenen:

- Ontspan in een stoel met beide voeten stevig op de grond en houd een rechtopstaande houding aan.

- Leg een opgevouwen deken of kussen op je schoot ter ondersteuning.

- Adem diep in en strek je ruggengraat naar boven terwijl je de kruin van je hoofd optilt.

- Adem uit en buig langzaam naar voren vanuit je heupen, zodat je romp over je dijen kan vouwen.

- Laat uw onderarmen en hoofd op de steun rusten, zodat uw lichaam kan ontspannen en spanning kan loslaten.

- Sluit je ogen en haal een paar keer diep adem, waarbij je bij elke uitademing spanning en stress uit je lichaam en geest kunt verwijderen.

- Houd de houding 5-10 ademhalingen vast, of langer indien gewenst, zodat je bij elke ademhaling dieper in ontspanning kunt wegzakken.

- Om de houding los te laten, druk je zachtjes in je voeten en adem je in terwijl je langzaam weer omhoog komt naar een zittende positie, waardoor je je lichaam en ademhaling weer bewust worden.

- Ontspannende nek- en schouderreleases

Zittende nekrollen zijn een rustgevende manier om spanning in de nek en schouders los te laten en bevorderen ontspanning en mobiliteit in dit vaak gestreste gebied. Om Seated Neck Rolls te oefenen:

- Zoek een comfortabele zitpositie in een stoel met beide voeten plat op de grond en zorg ervoor dat je ruggengraat rechtop staat.

- Adem diep in en verleng door de kruin van je hoofd.

- Adem uit en laat je kin voorzichtig naar je borst zakken, voel een rek langs de achterkant van je nek.

- Adem in en rol langzaam je rechteroor naar je rechterschouder, voel een rek langs de linkerkant van je nek.

Adem uit en blijf je kin naar je linkerschouder rollen, voel een rek langs de rechterkant van je nek.

Adem in en rol je hoofd terug naar het midden, waarbij je een volledige cirkel voltooit.

Herhaal dit in de tegenovergestelde richting, rol je linkeroor naar je linkerschouder en dan naar je rechterschouder.

Blijf bewegen met je adem en stroomt soepel en zacht door de beweging.

2. Schouderophalen: spanning loslaten met eenvoudige bewegingen

- Schouderophalen is een snelle en effectieve manier om spanning in de schuders en bovenrug los te laten, waardoor ontspanning en gemak worden bevorderd. Om schouderophalen te oefenen:

- Ga comfortabel in een stoel zitten met je voeten plat op de grond en je ruggengraat hoog.

- Adem diep in en til je schouders op naar je oren, knijp ze stevig samen.

- Adem uit en laat je schouders naar beneden en naar achteren los, zodat ze kunnen ontspannen en verzachten.

- Herhaal deze beweging meerdere keren, ga met je adem mee en laat elke uitademing de spanning van je schouders en bovenrug losmaken.

3. Nek- en schouderzelfmassage: spanning verlichten met liefdevolle aanraking

- Nek- en schoudermassage is een verzorgende manier om spanning los te laten en ontspanning in de nek en schouders te bevorderen. Om nek- en schouderzelfmassage te beoefenen:

- Ga comfortabel in een stoel zitten met je voeten plat op de grond en je ruggengraat hoog.

- Gebruik uw vingertoppen om de spieren aan de basis van uw schedel zachtjes te masseren, waarbij u zachte druk en cirkelvormige bewegingen uitoefent.

- Werk geleidelijk langs de zijkanten van je nek naar beneden en masseer de spieren langs de zijkanten van je ruggengraat.

- Blijf de bovenkant van je schouders en de spieren tussen je schouderbladen masseren, met zachte druk en knedende bewegingen.

Neem de tijd en ontdek wat voor jou goed voelt, zodat je bij elke massagebeweging kunt ontspannen en spanning kunt loslaten.

4. Zachte zittende draai om spanning los te laten

Het oefenen van de zachte zittende draai:

Om de Gentle Seated Twist te oefenen:

- Ga comfortabel in een stoel zitten met je voeten plat op de grond en je ruggengraat hoog.
- Adem diep in en verleng door de kruin van je hoofd.
- Adem uit en plaats je rechterhand op de buitenkant van je linkerdij of de rugleuning van de stoel, afhankelijk van wat het prettigst is.
- Adem in en til je linkerarm op naar het plafond, verlengend door je ruggengraat.
- Adem uit en draai zachtjes naar links, waarbij je je romp en schouders naar links draait.
- Plaats uw linkerhand op de rugleuning van de stoel ter ondersteuning of op uw rechterdij, afhankelijk van uw comfortniveau.
- Houd je ruggengraat hoog en je schouders ontspannen terwijl je diep in de draaiing ademt.

- Houd de draaiing 5-10 ademhalingen vast, zodat je de draaiing bij elke uitademing voorzichtig kunt verdiepen.
- Om los te laten, adem je in en ontspan je langzaam van de draai, waarbij je terugkeert naar een neutrale zittende positie.
- Herhaal aan de andere kant, draai naar rechts.

2. Voordelen van de zachte zittende draai:

De Gentle Seated Twist biedt een verscheidenheid aan voordelen voor senioren ouder dan 60, waaronder:

❖ Loslaten van spanning: De draaiende beweging van de houding helpt om spanning in de wervelkolom, schouders en rug los te laten, waardoor ontspanning en mobiliteit in deze gebieden worden bevorderd.

❖ Verbeterde spijsvertering: Draaiende houdingen zoals de Gentle Seated Twist kunnen de spijsverteringsorganen stimuleren, waardoor een gezonde spijsvertering en eliminatie wordt bevorderd.

❖ Stressvermindering: De zachte beweging en diepe ademhaling in de houding kunnen helpen om het zenuwstelsel te kalmeren en stress en angst te verminderen.

❖ Verbeterde gezondheid van de wervelkolom: Het regelmatig beoefenen van de Gentle Seated Twist kan helpen de gezondheid en flexibiliteit van de wervelkolom te behouden, waardoor het risico op stijfheid en ongemak wordt verminderd.

❖ Bevordering van innerlijke balans: De draaiende beweging van de houding kan een gevoel van evenwicht en harmonie in lichaam en geest creëren, waardoor een groter gevoel van welzijn en gemak wordt bevorderd.

BONUS

**7-daags gezond en voedzaam maaltijdplan voor senioren ouder
dan 60 om hun stoelyoga-oefeningsreis te verbeteren.**

Dag 1:

- Ontbijt: Griekse yoghurt gegarneerd met verse bessen en een snufje noten.

Grootte van een portie:

- 1 kopje Griekse yoghurt
- 1/2 kopje verse bessen (zoals aardbeien, bosbessen of frambozen)
- 1 eetlepel gemengde noten (zoals amandelen, walnoten of pecannoten)

Voorbereidingstijd: 5 minuten

Kooktijd: 0 minuten

Ingrediënten:

- 1 kopje Griekse yoghurt (bij voorkeur mager of magervrij)
- 1/2 kopje verse bessen (kies je favoriete variëteit)
- 1 eetlepel gemengde noten (ongezouten en eventueel fijngehakt)

Voorbereiding:

1. Schep de Griekse yoghurt in een serveerschaal.
2. Was en bereid de verse bessen indien nodig en leg ze op de yoghurt.
3. Strooi de gemengde noten over de yoghurt en bessen.
4. Geniet onmiddellijk of zet in de koelkast tot het klaar is om te eten.

Voedingswaarde-informatie:

- Calorieën: Ongeveer 250 kcal
- Eiwit: Ongeveer 20 gram
- Vetten: Ongeveer 10 gram
- Koolhydraten: Ongeveer 20 gram

- Vezel: Ongeveer 5 gram
- Suiker: Ongeveer 12 gram
- Calcium: Ongeveer 25% van de aanbevolen dagelijkse hoeveelheid

- Lunch: Quinoasalade met gemengde groenten, kikkererwten en een citroen-tahinidressing.

Grootte van een portie:

- 1/2 kop gekookte quinoa
- 1/2 kop gemengde groenten (zoals paprika, komkommer, cherrytomaatjes en rode ui)
- 1/2 kop gekookte kikkererwten (ingeblikt of gekookt van droog)
- 2 eetlepels citroen-tahinidressing

Voorbereidingstijd: 15 minuten

Kooktijd: 15 minuten (voor het koken van quinoa en kikkererwten)

Ingrediënten:

- 1/2 kopje quinoa
- 1 kopje water of groentebouillon
- 1/2 kop gemengde groenten, in blokjes gesneden
- 1/2 kop gekookte kikkererwten (ingeblikt of gekookt van droog)
- 2 eetlepels citroen-tahini dressing (zie recept hieronder)

Citroen-Tahini Dressing:

- 2 eetlepels tahin
- 2 eetlepels vers citroensap
- 1 eetlepel olijfolie
- 1 teentje knoflook, fijngehakt
- Zout en peper naar smaak
- Geef indien nodig water om het verband te verdunnen

Voorbereiding:

1. Spoel de quinoa af onder koud water met behulp van een fijnmazige zeef om
   eventuele bittere laag te verwijderen.
2. Meng in een pan de afgespoelde quinoa en water of groentebouillon. Breng
   aan de kook, zet het vuur laag, dek af en laat 15 minuten sudderen, of tot de
   quinoa gaar is en de vloeistof is opgenomen. Roer los met een vork en laat
   afkoelen.
3. Klop in een kleine kom de tahini, het citroensap, de olijfolie, de gehakte
   knoflook, het zout en de peper door elkaar. Voeg indien nodig water toe om
   de gewenste consistentie te bereiken.
4. Meng in een grote mengkom de gekookte quinoa, gemengde groenten en
   kikkererwten.
5. Sprenkel de citroen-tahinidressing over de quinoasalade en schep
   gelijkmatig om.
6. Serveer onmiddellijk of zet in de koelkast tot het klaar is om te eten.

Voedingswaarde-informatie:

- Calorieën: Ongeveer 350 kcal
- Eiwit: Ongeveer 12 gram
- Dik: Ongeveer 15 gram
- Koolhydraten: Ongeveer 45 gram
- Vezel: Ongeveer 8 gram
- Suiker: Ongeveer 4 gram

- Diner: Gebakken zalm met gestoomde broccoli en quinoa pilaf.

Grootte van een portie:

- 4 ons gebakken zalm
- 1 kopje gestoomde broccoli
- 1/2 kopje quinoa pilaf

Voorbereidingstijd: 10 minuten

Kooktijd:

- Gebakken zalm: 15-20 minuten
- Gestoomde broccoli: 5-7 minuten

- Quinoa pilaf: 20-25 minuten

Ingrediënten:

- 4 ons zalmfilet
- Zout en peper naar smaak
- 1 kopje broccoliroosjes
- 1/2 kopje quinoa
- 1 kopje water of groentebouillon
- 1 eetlepel olijfolie
- 1/4 kopje in blokjes gesneden ui
- 1 teentje knoflook, fijngehakt
- 1/4 kopje in blokjes gesneden paprika
- 1/4 kopje in blokjes gesneden wortel
- Zout en peper naar smaak
- Verse kruiden (zoals peterselie of dille) voor garnering (optioneel)

Voorbereiding:

1. Verwarm de oven voor op 375 ° F (190 ° C). Bekleed een bakplaat met bakpapier of aluminiumfolie.
2. Kruid de zalmfilet met peper en zout naar smaak. Leg het op de voorbereide bakplaat.
3. Bak de zalm 15-20 minuten in de voorverwarmde oven, of tot hij gaar is en gemakkelijk uit elkaar valt met een vork.
4. Terwijl de zalm aan het bakken is, maak je de quinoa pilaf. Spoel de quinoa af onder koud water met behulp van een fijnmazige zeef.
5. Verhit de olijfolie in een pan op middelhoog vuur. Voeg de in blokjes gesneden ui, knoflook, paprika en wortel toe. Kook tot de groenten gaar zijn, ongeveer 5-7 minuten.
6. Voeg de afgespoelde quinoa toe aan de pan en rooster 1-2 minuten, onder voortdurend roeren.
7. Giet het water of de groentebouillon erbij en breng aan de kook. Zet het vuur laag, dek af en laat 15-20 minuten sudderen, of tot de quinoa gaar is en de vloeistof is opgenomen. Roer op met een vork en laat 5 minuten afgedekt staan voordat je het serveert.
8. Terwijl de quinoa kookt, stoom je de broccoliroosjes tot ze gaar zijn, ongeveer 5-7 minuten.

9. Als alles gaar is, verdeel je de gebakken zalm, gestoomde broccoli en quinoapilaf over serveerschalen.
10. Garneer eventueel met verse kruiden en serveer warm.

Voedingswaarde-informatie:

- Calorieën: Ongeveer 400 kcal
- Eiwit: Ongeveer 25 gram
- Dik: Ongeveer 15 gram
- Koolhydraten: Circa 35 gram
- Vezel: Ongeveer 6 gram
- Suiker: Ongeveer 3 gram

Dag 2:

- Ontbijt: Havermout gegarneerd met gesneden banaan, amandelboter en een scheutje honing.

Grootte van een portie:

- 1/2 kopje havermout
- 1/2 middelgrote banaan, in plakjes
- 1 eetlepel amandelboter
- 1 theelepel honing

Voorbereidingstijd: 5 minuten

Kooktijd: 5 minuten

Ingrediënten:

- 1/2 kopje havermout
- 1 kopje water of melk (zuivel of plantaardig)
- 1/2 middelgrote banaan, in plakjes
- 1 eetlepel amandelboter
- 1 theelepel honing

Voorbereiding:

1. Breng in een kleine steelpan het water of de melk aan de kook.
2. Roer de havermout erdoor en zet het vuur laag tot medium-laag. Kook 3-5 minuten, af en toe roerend, tot de havermout dik en romig is.
3. Haal de havermout van het vuur en doe deze in een serveerschaal.
4. Bedek de havermout met de gesneden banaan, amandelboter en een scheutje honing.
5. Serveer direct en geniet!

Voedingswaarde-informatie:

- Calorieën: Ongeveer 300 kcal
- Eiwit: Ongeveer 7 gram
- Dik: Ongeveer 9 gram
- Koolhydraten: Circa 50 gram
- Vezel: Ongeveer 7 gram
- Suiker: Ongeveer 15 gram

- Lunch: Linzensoep met een kant van gemengde groene salade en volkorenbrood.

Grootte van een portie:

- 1 kopje linzensoep
- 1 kopje gemengde groene salade
- 1 sneetje volkorenbrood

Voorbereidingstijd: 15 minuten

Kooktijd: 30 minuten

Ingrediënten:

Linzensoep:

- 1 kop gedroogde linzen
- 4 kopjes groentebouillon
- 1 ui, in blokjes gesneden
- 2 wortelen, in blokjes gesneden

- 2 stengels bleekselderij, in blokjes gesneden
- 2 teentjes knoflook, fijngehakt
- 1 theelepel gemalen komijn
- 1 theelepel gemalen koriander
- Zout en peper naar smaak
- Verse peterselie voor garnering (optioneel)

Gemengde Groene Salade:

- 2 kopjes gemengde saladegroenten (zoals spinazie, rucola en romaine sla)
- 1/2 kop cherrytomaatjes, gehalveerd
- 1/4 kop komkommer, in plakjes
- 1/4 kop paprika, in blokjes gesneden
- 2 eetlepels balsamico vinaigrette dressing

Volkoren brood:

- 1 sneetje volkorenbrood (kies je favoriete soort)

Voorbereiding:

Linzensoep:

1. Spoel de linzen af onder koud water en laat ze uitlekken.
2. Verhit in een grote pan wat olijfolie op middelhoog vuur. Voeg de in blokjes gesneden ui, wortelen, bleekselderij en knoflook toe. Kook tot de groenten zacht zijn, ongeveer 5 minuten.
3. Voeg de afgespoelde linzen, groentebouillon, gemalen komijn en gemalen koriander toe aan de pan. Breng aan de kook, zet het vuur laag en laat 20-25 minuten sudderen, of tot de linzen gaar zijn.
4. Breng de soep op smaak met peper en zout. Serveer warm, eventueel gegarneerd met verse peterselie.

Gemengde Groene Salade:

1. Meng in een grote kom de gemengde sla, cherrytomaatjes, komkommer en paprika.

2. Sprenkel de balsamico-vinaigrettedressing over de salade en meng om gelijkmatig te coaten.

Volkoren brood:

1. Rooster het sneetje volkorenbrood tot het licht goudbruin is.

Voedingswaarde-informatie:

- Linzensoep:
    - Calorieën: Ongeveer 250 kcal
    - Eiwit: Ongeveer 15 gram
    - Vetten: Ongeveer 1 gram
    - Koolhydraten: Ongeveer 45 gram
    - Vezel: Ongeveer 15 gram
    - Suiker: Ongeveer 5 gram
- Gemengde Groene Salade:
    - Calorieën: Ongeveer 50 kcal
    - Eiwit: Ongeveer 2 gram
    - Vet: Ongeveer 2 gram
    - Koolhydraten: Ongeveer 8 gram
    - Vezel: Ongeveer 2 gram
    - Suiker: Ongeveer 4 gram
- Volkoren brood:
    - Calorieën: Ongeveer 100 kcal
    - Eiwit: Ongeveer 4 gram
    - Vet: Ongeveer 2 gram
    - Koolhydraten: Ongeveer 18 gram
    - Vezel: Ongeveer 3 gram
    - Suiker: Ongeveer 2 gram

- Diner: Gegrilde kipfilet met geroosterde zoete aardappelen en gebakken spinazie.

Grootte van een portie:

- 4 ons gegrilde kipfilet
- 1 kopje geroosterde zoete aardappelen

- 1 kopje gebakken spinazie

Voorbereidingstijd: 15 minuten

Kooktijd:

- Gegrilde kipfilet: 15-20 minuten
- Geroosterde zoete aardappelen: 25-30 minuten
- Gebakken spinazie: 5-7 minuten

Ingrediënten:

Gegrilde kipfilet:

- 4 kipfilet zonder botten en zonder vel
- Zout en peper naar smaak
- 1 eetlepel olijfolie (om te bestrijken)

Geroosterde zoete aardappelen:

- 2 middelgrote zoete aardappelen, geschild en in blokjes gesneden
- 1 eetlepel olijfolie
- 1 theelepel paprikapoeder
- Zout en peper naar smaak

Gebakken spinazie:

- 4 kopjes verse spinazieblaadjes
- 2 teentjes knoflook, fijngehakt
- 1 eetlepel olijfolie
- Zout en peper naar smaak

Voorbereiding:

Gegrilde kipfilet:

1. Verwarm de grill voor op middelhoog vuur.
2. Kruid de kipfilet met peper en zout naar smaak.
3. Bestrijk beide kanten van de kipfilet met olijfolie.

4. Leg de kipfilet op de voorverwarmde grill en bak ze 6-8 minuten aan elke kant, of tot ze gaar zijn en niet meer roze in het midden.
5. Haal de kipfilet van de grill en laat ze een paar minuten rusten voordat je ze serveert.

Geroosterde zoete aardappelen:

1. Verwarm de oven voor op 400 ° F (200 ° C).
2. Meng in een grote mengkom de in blokjes gesneden zoete aardappelen met olijfolie, paprikapoeder, zout en peper tot ze gelijkmatig bedekt zijn.
3. Verdeel de zoete aardappelen in een enkele laag over een met bakpapier beklede bakplaat.
4. Rooster 25-30 minuten in de voorverwarmde oven, of tot ze zacht en lichtbruin zijn, roer halverwege de bereiding.

Gebakken spinazie:

1. Verhit de olijfolie in een grote koekenpan op middelhoog vuur.
2. Voeg de gehakte knoflook toe en kook 1-2 minuten, of tot het geurig is.
3. Voeg de verse spinazieblaadjes toe aan de pan en schep voorzichtig om in de olijfolie en knoflook.
4. Kook 2-3 minuten, of tot de spinazie geslonken en zacht is. Breng op smaak met peper en zout.

Voedingswaarde-informatie:

- Gegrilde kipfilet:
    - Calorieën: Ongeveer 150 kcal
    - Eiwit: Ongeveer 25 gram
    - Dik: Ongeveer 3 gram
    - Koolhydraten: Ongeveer 0 gram
    - Vezel: Ongeveer 0 gram
    - Suiker: Ongeveer 0 gram
- Geroosterde zoete aardappelen:
    - Calorieën: Ongeveer 150 kcal
    - Eiwit: Ongeveer 2 gram
    - Dik: Ongeveer 3 gram
    - Koolhydraten: Ongeveer 30 gram

- Vezel: Ongeveer 5 gram
- Suiker: Ongeveer 6 gram
- Gebakken spinazie:
    - Calorieën: Ongeveer 50 kcal
    - Eiwit: Ongeveer 3 gram
    - Dik: Ongeveer 3 gram
    - Koolhydraten: Ongeveer 5 gram
    - Vezel: Ongeveer 3 gram
    - Suiker: Ongeveer 0 gram

Dag 3:

- Ontbijt: Smoothie gemaakt met spinazie, banaan, amandelmelk en eiwitpoeder.

Grootte van een portie:

- 1 portie (ongeveer 12-16 ons)

Voorbereidingstijd: 5 minuten

Kooktijd: 0 minuten

Ingrediënten:

- 1 kop verse spinazieblaadjes
- 1 rijpe banaan
- 1 kop ongezoete amandelmelk (of melk naar keuze)
- 1 schep eiwitpoeder (kies je favoriete smaak)
- Optioneel: 1 eetlepel notenboter (zoals amandel- of pindakaas) voor extra romigheid
- Optioneel: 1 eetlepel chiazaad of lijnzaad voor extra vezels en omega-3 vetzuren
- Optioneel: 1/2 kopje Griekse yoghurt voor extra eiwitten en romigheid

Voorbereiding:

1. Was de verse spinazieblaadjes grondig en dep ze droog.

2. Schil de rijpe banaan en breek hem in kleinere stukjes.
3. Meng in een blender de verse spinazieblaadjes, stukjes banaan,
   amandelmelk, eiwitpoeder en eventuele optionele ingrediënten (zoals
   notenboter, zaden of yoghurt).
4. Mix op hoge snelheid tot een gladde en romige massa en voeg indien nodig
   meer amandelmelk toe om de gewenste consistentie te bereiken.
5. Schenk de smoothie in een glas en geniet direct.

Voedingswaarde-informatie:

- Calorieën: Ongeveer 250-300 kcal
- Eiwit: Ongeveer 20-25 gram
- Vet: Ongeveer 5-10 gram (afhankelijk van het eiwitpoeder en eventueel
  toegevoegde notenboter)
- Koolhydraten: Ongeveer 30-40 gram
- Vezel: Ongeveer 5-8 gram
- Suiker: Ongeveer 15-20 gram (van de banaan en eventuele toegevoegde
  zoetstoffen in het eiwitpoeder)

- Lunch: Volkoren wrap gevuld met hummus, gesneden avocado, geraspte
  wortelen en gemengde groenten.

Grootte van een portie:

- 1 volkoren wrap

Voorbereidingstijd: 10 minuten

Kooktijd: 0 minuten

Ingrediënten:

- 1 volkoren wrap (kies de maat van je voorkeur)
- 2 eetlepels hummus
- 1/4 avocado, in plakjes
- 1/4 kop geraspte wortelen
- 1/2 kop gemengde groenten (zoals spinazie, rucola en sla)
- Optioneel: Bestrooi met zout en peper om op smaak te brengen

Voorbereiding:

1. Leg de volkoren wrap plat op een schoon oppervlak.
2. Verdeel de hummus gelijkmatig over het oppervlak van de wrap en laat een kleine rand aan de randen.
3. Leg de gesneden avocado, geraspte wortelen en gemengde groenten in het midden van de wrap.
4. Optioneel: Breng op smaak met een snufje zout en peper, indien gewenst.
5. Vouw de zijkanten van de wrap naar binnen en rol hem vervolgens strak op vanaf de onderkant om de vulling te omsluiten.
6. Snijd de wrap eventueel diagonaal doormidden en serveer direct.

Voedingswaarde-informatie:

- Calorieën: Ongeveer 250-300 kcal (afhankelijk van de grootte van de wrap en de hoeveelheid vulling)
- Eiwit: Ongeveer 7-10 gram
- Vet: Ongeveer 10-15 gram (meestal van de avocado en hummus)
- Koolhydraten: Ongeveer 30-40 gram
- Vezel: Ongeveer 8-10 gram
- Suiker: Ongeveer 3-5 gram (meestal uit de groenten)

- Diner: Groente roerbak met tofu, paprika, broccoli en peultjes geserveerd met bruine rijst.

Grootte van een portie:

- 1 kopje groente roerbak met tofu
- 1/2 kopje gekookte bruine rijst

Voorbereidingstijd: 15 minuten

Kooktijd: 20 minuten

Ingrediënten:

Groente roerbak:

- 1 blok stevige tofu, uitgelekt en geperst
- 1 eetlepel olijfolie
- 1 paprika, in plakjes
- 1 kop broccoliroosjes
- 1 kop peultjes
- 2 teentjes knoflook, fijngehakt
- 2 eetlepels natriumarme sojasaus of tamari
- 1 eetlepel rijstazijn
- 1 theelepel sesamolie
- Optioneel: 1 eetlepel maizena gemengd met 2 eetlepels water (voor het indikken van de saus)
- Optionele toppings: sesamzaadjes, gesneden groene uien

Bruine rijst:

- 1/2 kop bruine rijst
- 1 kopje water

Voorbereiding:

Bruine rijst:

1. Spoel de bruine rijst af onder koud water tot het water helder is.
2. Meng in een pan de afgespoelde bruine rijst en het water. Breng aan de kook, zet het vuur laag, dek af en laat 45-50 minuten sudderen, of tot de rijst gaar is en de vloeistof is opgenomen. Roer op met een vork en laat 5 minuten afgedekt staan voordat je het serveert.

Groente roerbak:

1. Snijd de geperste tofu in blokjes.
2. Verhit de olijfolie in een grote koekenpan of wok op middelhoog vuur.
3. Voeg de tofublokjes toe aan de pan en bak tot ze aan alle kanten goudbruin zijn, ongeveer 5-7 minuten. Haal uit de pan en zet apart.
4. Voeg in dezelfde koekenpan de gesneden paprika, broccoliroosjes, peultjes en gehakte knoflook toe. Kook 5-7 minuten, of tot de groenten zacht en knapperig zijn.
5. Doe de gekookte tofu terug in de pan.

6. Klop in een kleine kom de sojasaus of tamari, rijstazijn en sesamolie door elkaar. Giet de saus over de tofu en groenten in de pan. Roer om gelijkmatig te coaten.
7. Optioneel: Als je de voorkeur geeft aan een dikkere saus, voeg dan het maizenamengsel toe aan de pan en roer tot de saus dikker wordt.
8. Serveer de groente roerbak over gekookte bruine rijst.
9. Optioneel: Garneer voor het serveren met sesamzaadjes en gesneden groene uien.

Voedingswaarde-informatie:

- Groente Roerbak Met Tofu:
    - Calorieën: Ongeveer 250-300 kcal
    - Eiwit: Ongeveer 15-20 gram
    - Vet: Ongeveer 10-15 gram (meestal van de tofu en olijfolie)
    - Koolhydraten: Ongeveer 20-25 gram
    - Vezel: Ongeveer 6-8 gram
    - Suiker: Ongeveer 5-8 gram (meestal van de groenten)
- Bruine rijst:
    - Calorieën: Ongeveer 100 kcal
    - Eiwit: Ongeveer 2 gram
    - Vetten: Ongeveer 0 gram
    - Koolhydraten: Ongeveer 20 gram
    - Vezel: Ongeveer 2 gram
    - Suiker: Ongeveer 0 gram

Dag 4:

- Ontbijt: Roerei met gebakken champignons, spinazie en volkoren toast.

Grootte van een portie:

- 2 roerei
- 1/2 kop gebakken champignons en spinaziemengsel
- 1 sneetje volkoren toast

Voorbereidingstijd: 10 minuten

Kooktijd: 10 minuten

Ingrediënten:

Roerei:

- 2 grote eieren
- Zout en peper naar smaak
- 1 theelepel olijfolie of boter

Gebakken champignons en spinazie:

- 1 kop gesneden champignons (zoals knop of cremini)
- 1 kop verse spinazieblaadjes
- 1 teentje knoflook, fijngehakt
- 1 theelepel olijfolie
- Zout en peper naar smaak

Volkoren Toast:

- 1 sneetje volkorenbrood (kies de variëteit van uw voorkeur)

Voorbereiding:

Roerei:

1. Breek de eieren in een mengkom en klop tot alles goed gemengd is. Breng op smaak met peper en zout.
2. Verhit de olijfolie of boter in een koekenpan met antiaanbaklaag op middelhoog vuur.
3. Giet de losgeklopte eieren in de pan en laat ze een paar seconden ongestoord koken tot ze aan de randen beginnen uit te harden.
4. Roer en vouw de eieren met een spatel voorzichtig tot ze gaar zijn tot de gewenste consistentie. Haal van het vuur en zet opzij.

Gebakken champignons en spinazie:

1. Verhit de olijfolie in een aparte koekenpan op middelhoog vuur.

2. Voeg de gesneden champignons toe aan de pan en kook tot ze bruin beginnen te worden, ongeveer 3-4 minuten.
3. Voeg de gehakte knoflook toe aan de pan en kook nog 1-2 minuten, of tot het geurig is.
4. Voeg de verse spinazieblaadjes toe aan de pan en kook tot ze geslonken zijn, ongeveer 1-2 minuten. Breng op smaak met peper en zout.

Volkoren Toast:

1. Rooster het sneetje volkorenbrood tot het licht goudbruin is.

Voedingswaarde-informatie:

- Roerei:
    - Calorieën: Ongeveer 140 kcal
    - Eiwit: Ongeveer 12 gram
    - Vetten: Ongeveer 10 gram
    - Koolhydraten: Ongeveer 1 gram
    - Vezel: Ongeveer 0 gram
    - Suiker: Ongeveer 0 gram
- Gebakken champignons en spinazie:
    - Calorieën: Ongeveer 50 kcal
    - Eiwit: Ongeveer 3 gram
    - Vet: Ongeveer 2 gram
    - Koolhydraten: Ongeveer 5 gram
    - Vezel: Ongeveer 2 gram
    - Suiker: Ongeveer 1 gram
- Volkoren Toast:
    - Calorieën: Ongeveer 80 kcal
    - Eiwit: Ongeveer 3 gram
    - Vetten: Ongeveer 1 gram
    - Koolhydraten: Ongeveer 15 gram
    - Vezel: Ongeveer 3 gram
    - Suiker: Ongeveer 1 gram

- Lunch: Salade van quinoa en zwarte bonen met in blokjes gesneden tomaten, maïs en koriander-limoendressing.

Grootte van een portie:

- 1 kopje salade van quinoa en zwarte bonen

Voorbereidingstijd: 15 minuten

Kooktijd: 15 minuten (voor quinoa)

Ingrediënten:

Salade van quinoa en zwarte bonen:

- 1 kop gekookte quinoa
- 1/2 kop zwarte bonen uit blik, afgespoeld en uitgelekt
- 1/2 kop in blokjes gesneden tomaten
- 1/2 kop ingeblikte maïskorrels, uitgelekt
- 2 eetlepels gehakte verse koriander

Koriander-limoen dressing:

- 2 eetlepels vers limoensap
- 1 eetlepel olijfolie
- 1 teentje knoflook, fijngehakt
- 1 theelepel honing of ahornsiroop (optioneel, voor zoetheid)
- 1 eetlepel gehakte verse koriander
- Zout en peper naar smaak

Voorbereiding:

Salade van quinoa en zwarte bonen:

1. Kook de quinoa volgens de aanwijzingen op de verpakking. Eenmaal gekookt, laat het afkoelen tot kamertemperatuur.
2. Meng in een grote mengkom de gekookte quinoa, zwarte bonen, in blokjes gesneden tomaten, maïskorrels en gehakte koriander. Meng goed om te combineren.

Koriander-limoen dressing:

1. Klop in een kleine kom het limoensap, de olijfolie, de gehakte knoflook, de honing of de ahornsiroop (indien gebruikt), de gehakte koriander, het zout en de peper tot alles goed gemengd is.

Vergadering:

1. Giet de koriander-limoendressing over de salade van quinoa en zwarte bonen.
2. Roer voorzichtig om om de salade gelijkmatig met de dressing te bedekken.

Voedingswaarde-informatie:

- Salade van quinoa en zwarte bonen:
    - Calorieën: Ongeveer 200-250 kcal
    - Eiwit: Ongeveer 8-10 gram
    - Dik: Ongeveer 4-6 gram
    - Koolhydraten: Ongeveer 35-40 gram
    - Vezel: Ongeveer 6-8 gram
    - Suiker: Ongeveer 3-5 gram
- Koriander-limoen dressing:
    - Calorieën: Ongeveer 40-50 kcal
    - Eiwit: Ongeveer 0 gram
    - Dik: Ongeveer 4-5 gram
    - Koolhydraten: Ongeveer 2-3 gram
    - Vezel: Ongeveer 0 gram
    - Suiker: Ongeveer 1-2 gram

- Diner: Gebakken kabeljauw met geroosterde spruitjes en quinoapilaf.

Grootte van een portie:

- 4 ons gebakken kabeljauw
- 1 kopje geroosterde spruitjes
- 1/2 kopje quinoa pilaf

Voorbereidingstijd: 15 minuten

Kooktijd:

- Gebakken kabeljauw: 15-20 minuten
- Geroosterde spruitjes: 20-25 minuten
- Quinoa pilaf: 15-20 minuten

Ingrediënten:

Gebakken kabeljauw:

- 4 stuks kabeljauwfilets (elk 4 ons)
- 1 eetlepel olijfolie
- 1 theelepel citroensap
- Zout en peper naar smaak
- Optioneel: Verse kruiden zoals peterselie of dille voor garnering

Geroosterde spruitjes:

- 2 kopjes spruitjes, bijgesneden en gehalveerd
- 1 eetlepel olijfolie
- Zout en peper naar smaak

Quinoa Pilaf:

- 1 kop quinoa, afgespoeld
- 2 kopjes water of natriumarme groentebouillon
- 1/4 kop in blokjes gesneden ui
- 1 teentje knoflook, fijngehakt
- 1/4 kop gehakte wortelen
- 1/4 kop gehakte bleekselderij
- Zout en peper naar smaak
- Optioneel: Verse kruiden zoals tijm of rozemarijn voor de smaak

Voorbereiding:

Gebakken kabeljauw:

1. Verwarm de oven voor op 375 ° F (190 ° C).
2. Leg de kabeljauwfilets op een met bakpapier beklede bakplaat.

3. Besprenkel de kabeljauwfilets met olijfolie en citroensap. Breng op smaak met peper en zout.
4. Bak 15-20 minuten in de voorverwarmde oven, of tot de vis gaar is en gemakkelijk uit elkaar valt met een vork.
5. Optioneel: Garneer voor het serveren met verse kruiden.

Geroosterde spruitjes:

1. Verwarm de oven voor op 400 ° F (200 ° C).
2. Leg de spruitjes op een met bakpapier beklede bakplaat.
3. Besprenkel de spruitjes met olijfolie en breng op smaak met peper en zout.
4. Gooi om gelijkmatig te coaten.
5. Rooster 20-25 minuten in de voorverwarmde oven, of tot de spruitjes zacht en gekarameliseerd zijn, roer halverwege het koken.

Quinoa Pilaf:

1. Verhit in een pan een scheutje olijfolie op middelhoog vuur.
2. Voeg de in blokjes gesneden ui toe en kook tot ze zacht zijn, ongeveer 3-4 minuten.
3. Voeg de gehakte knoflook, gehakte wortelen en gehakte bleekselderij toe. Kook nog 2-3 minuten.
4. Voeg de afgespoelde quinoa toe aan de pan en rooster 1-2 minuten, onder voortdurend roeren.
5. Giet het water of de groentebouillon erbij en breng aan de kook.
6. Zet het vuur laag, dek af en laat 15-20 minuten sudderen, of tot de quinoa gaar is en de vloeistof is opgenomen.
7. Roer de quinoapilaf los met een vork en breng op smaak met zout, peper en eventueel verse kruiden.

Voedingswaarde-informatie:

- Gebakken kabeljauw:
    - Calorieën: Ongeveer 150-200 kcal
    - Eiwit: Ongeveer 20-25 gram
    - Dik: Ongeveer 5-7 gram
    - Koolhydraten: Ongeveer 0 gram
    - Vezel: Ongeveer 0 gram

- Suiker: Ongeveer 0 gram
- Geroosterde spruitjes:
    - Calorieën: Ongeveer 50-100 kcal
    - Eiwit: Ongeveer 2-3 gram
    - Dik: Ongeveer 2-3 gram
    - Koolhydraten: Ongeveer 5-10 gram
    - Vezel: Ongeveer 3-5 gram
    - Suiker: Ongeveer 2-3 gram
- Quinoa Pilaf:
    - Calorieën: Ongeveer 150-200 kcal
    - Eiwit: Ongeveer 5-7 gram
    - Dik: Ongeveer 2-3 gram
    - Koolhydraten: Ongeveer 30-35 gram
    - Vezel: Ongeveer 3-5 gram
    - Suiker: Ongeveer 1-2 gram

Dag 5:

- Ontbijt: Volkoren toast gegarneerd met gepureerde avocado, gesneden tomaat en een snufje fetakaas.

Grootte van een portie:

- 1 sneetje volkoren toast

Voorbereidingstijd: 5 minuten

Kooktijd: 0 minuten

Ingrediënten:

- 1 sneetje volkorenbrood (kies de variëteit van uw voorkeur)
- 1/4 rijpe avocado
- 1/2 kleine tomaat, in plakjes
- 1 eetlepel verkruimelde fetakaas
- Optioneel: Verse kruiden zoals basilicum of peterselie voor garnering
- Optioneel: Bestrooi met zout en peper om op smaak te brengen

Voorbereiding:

1. Rooster het sneetje volkorenbrood tot het licht goudbruin en krokant is.
2. Terwijl de toast nog warm is, verdeel je de gepureerde avocado gelijkmatig over het oppervlak van het brood.
3. Leg de gesneden tomaat op de gepureerde avocado.
4. Strooi de verkruimelde fetakaas over de plakjes tomaat.
5. Optioneel: Garneer met verse kruiden en breng eventueel op smaak met een snufje zout en peper.

Voedingswaarde-informatie:

- Calorieën: Ongeveer 150-200 kcal
- Eiwit: Ongeveer 5-7 gram
- Vetten: Ongeveer 8-10 gram
- Koolhydraten: Ongeveer 15-20 gram
- Vezel: Ongeveer 5-7 gram
- Suiker: Ongeveer 2-3 gram

- Lunch: Kikkererwtensalade met komkommer, cherrytomaatjes, rode ui en citroen-tahinidressing.

Grootte van een portie:

- 1 kopje kikkererwtensalade

Voorbereidingstijd: 15 minuten

Kooktijd: 0 minuten

Ingrediënten:

Kikkererwten Salade:

- 1 kop kikkererwten uit blik, afgespoeld en uitgelekt
- 1/2 komkommer, in blokjes gesneden
- 1/2 kop cherrytomaatjes, gehalveerd
- 1/4 rode ui, in dunne plakjes gesneden

- 2 eetlepels gehakte verse peterselie of koriander
- Optioneel: Verkruimelde fetakaas of gesneden olijven voor garnering

Citroen-Tahini Dressing:

- 2 eetlepels tahin
- 2 eetlepels vers citroensap
- 1 eetlepel water
- 1 teentje knoflook, fijngehakt
- Zout en peper naar smaak

Voorbereiding:

Kikkererwten Salade:

1. Meng in een grote mengkom de afgespoelde kikkererwten, in blokjes gesneden komkommer, gehalveerde cherrytomaatjes, gesneden rode ui en gehakte verse peterselie of koriander. Gooi om goed te mengen.

Citroen-Tahini Dressing:

1. Klop in een kleine kom de tahini, vers citroensap, water, gehakte knoflook, zout en peper tot een gladde en romige massa.

Vergadering:

1. Giet de citroen-tahinidressing over de kikkererwtensalade.
2. Roer voorzichtig om om de salade gelijkmatig met de dressing te bedekken.
3. Optioneel: Garneer voor het serveren met verkruimelde fetakaas of gesneden olijven.

Voedingswaarde-informatie:

- Kikkererwten Salade:
  - Calorieën: Ongeveer 200-250 kcal
  - Eiwit: Ongeveer 8-10 gram
  - Dik: Ongeveer 6-8 gram
  - Koolhydraten: Ongeveer 30-35 gram

- Vezel: Ongeveer 8-10 gram
- Suiker: Ongeveer 5-8 gram
- Citroen-Tahini Dressing:
  - Calorieën: Ongeveer 60-80 kcal
  - Eiwit: Ongeveer 2-3 gram
  - Dik: Ongeveer 5-7 gram
  - Koolhydraten: Ongeveer 3-5 gram
  - Vezel: Ongeveer 1-2 gram
  - Suiker: Ongeveer 1-2 gram

- Diner: Kalkoenchili met bruine bonen, in blokjes gesneden groenten en een kant van gestoomde sperziebonen.

Grootte van een portie:

- 1 kopje kalkoen chili
- 1/2 kopje gestoomde sperziebonen

Voorbereidingstijd: 15 minuten

Kooktijd: 30 minuten

Ingrediënten:

Turkije Chili:

- 1 pond gemalen kalkoen
- 1 blik (15 ons) bruine bonen, afgespoeld en uitgelekt
- 1 blik (14,5 ons) in blokjes gesneden tomaten
- 1 ui, in blokjes gesneden
- 2 teentjes knoflook, fijngehakt
- 1 paprika, in blokjes gesneden (kies je voorkeurskleur)
- 1 wortel, in blokjes gesneden
- 1 stengel bleekselderij, in blokjes gesneden
- 2 eetlepels tomatenpuree
- 2 kopjes natriumarme kippen- of groentebouillon
- 1 eetlepel chilipoeder
- 1 theelepel gemalen komijn

- 1 theelepel paprikapoeder
- Zout en peper naar smaak
- Optionele toppings: geraspte kaas, in blokjes gesneden avocado, gehakte koriander, gewone Griekse yoghurt

Gestoomde sperziebonen:

- 2 kopjes verse sperziebonen, bijgesneden
- Water om te stomen
- Zout naar smaak

Voorbereiding:

Turkije Chili:

1. Verhit in een grote pan of braadpan een scheutje olijfolie op middelhoog vuur.
2. Voeg de in blokjes gesneden ui, gehakte knoflook, in blokjes gesneden paprika, in blokjes gesneden wortel en in blokjes gesneden bleekselderij toe. Kook tot de groenten zacht zijn, ongeveer 5-7 minuten.
3. Voeg de gemalen kalkoen toe aan de pan en kook tot ze bruin zijn, breek hem tijdens het koken met een lepel uit elkaar.
4. Roer de tomatenpuree, chilipoeder, gemalen komijn en paprikapoeder erdoor. Kook 1-2 minuten, tot ze geurig zijn.
5. Giet de in blokjes gesneden tomaten (met hun sappen) en natriumarme kippen- of groentebouillon erbij. Breng het mengsel aan de kook.
6. Voeg de afgespoelde en uitgelekte kidneybonen toe aan de pan. Roer om te combineren.
7. Laat de chili ongeveer 20-25 minuten onafgedekt sudderen, af en toe roerend, tot de smaken zijn versmolten en de chili is ingedikt tot de gewenste consistentie. Breng op smaak met peper en zout.

Gestoomde sperziebonen:

1. Plaats een stoommandje in een grote pan gevuld met ongeveer een centimeter water.
2. Voeg de bijgesneden sperziebonen toe aan het stoommandje.

3. Dek de pan af met een deksel en breng het water aan de kook op middelhoog vuur.
4. Stoom de sperziebonen 5-7 minuten, of tot ze zacht maar nog knapperig zijn.
5. Haal het stoommandje uit de pan en doe de gestoomde sperziebonen in een serveerschaal. Breng op smaak met zout.

Voedingswaarde-informatie:

- Turkije Chili:
    - Calorieën: Ongeveer 250-300 kcal
    - Eiwit: Ongeveer 20-25 gram
    - Dik: Ongeveer 10-12 gram
    - Koolhydraten: Ongeveer 20-25 gram
    - Vezel: Ongeveer 5-7 gram
    - Suiker: Ongeveer 5-7 gram
- Gestoomde sperziebonen:
    - Calorieën: Ongeveer 20-30 kcal
    - Eiwit: Ongeveer 1-2 gram
    - Vetten: Ongeveer 0 gram
    - Koolhydraten: Ongeveer 5-7 gram
    - Vezel: Ongeveer 2-3 gram
    - Suiker: Ongeveer 2-3 gram

Dag 6:

- Ontbijt: Kwark met gesneden perziken en een scheutje honing, geserveerd met volkoren crackers.

Grootte van een portie:

- 1/2 kopje kwark
- 1 middelgrote perzik, in plakjes
- 1 theelepel honing
- 2 volkoren crackers

Voorbereidingstijd: 5 minuten

Kooktijd: 0 minuten

Ingrediënten:

Kwark met gesneden perziken:

- 1/2 kop kwark (kies het vetpercentage van uw voorkeur)
- 1 middelgrote perzik, in plakjes
- 1 theelepel honing

Volkoren crackers:

- 2 volkoren crackers (kies je favoriete variëteit)

Voorbereiding:

Kwark met gesneden perziken:

1. Schep de kwark in een serveerschaal.
2. Leg de gesneden perziken op de kwark.
3. Sprenkel de honing over de perziken.

Volkoren crackers:

1. Serveer de volkoren crackers naast de kwark en in plakjes gesneden perziken.

Voedingswaarde-informatie:

- Kwark met gesneden perziken:
  - Calorieën: Ongeveer 150-200 kcal
  - Eiwit: Ongeveer 10-15 gram
  - Dik: Ongeveer 3-5 gram
  - Koolhydraten: Ongeveer 20-25 gram
  - Vezel: Ongeveer 2-3 gram
  - Suiker: Ongeveer 15-20 gram
- Volkoren crackers:
  - Calorieën: Ongeveer 50-100 kcal
  - Eiwit: Ongeveer 1-2 gram
  - Vet: Ongeveer 1-2 gram

- Koolhydraten: Ongeveer 10-15 gram
- Vezel: Ongeveer 2-3 gram
- Suiker: Ongeveer 1-2 gram

- Lunch: Met spinazie en feta gevulde paprika geserveerd met een kant van quinoasalade.

Grootte van een portie:

- 1 gevulde paprika
- 1/2 kopje quinoasalade

Voorbereidingstijd: 20 minuten

Kooktijd: 30 minuten

Ingrediënten:

Spinazie en feta gevulde paprika:

- 4 paprika's, elke kleur
- 1 eetlepel olijfolie
- 1 kleine ui, in blokjes gesneden
- 2 teentjes knoflook, fijngehakt
- 2 kopjes verse spinazie, gehakt
- 1 kop gekookte quinoa
- 1/2 kop verkruimelde fetakaas
- Zout en peper naar smaak
- Optioneel: Verse kruiden zoals peterselie of basilicum voor garnering

Quinoa Salade:

- 1 kop gekookte quinoa
- 1/2 komkommer, in blokjes gesneden
- 1/2 kop cherrytomaatjes, gehalveerd
- 1/4 kop in blokjes gesneden rode ui
- 2 eetlepels gehakte verse peterselie of koriander
- 1 eetlepel olijfolie

- 1 eetlepel vers citroensap
- Zout en peper naar smaak

Voorbereiding:

Spinazie en feta gevulde paprika:

1. Verwarm de oven voor op 375 ° F (190 ° C).
2. Snijd de topjes van de paprika's en verwijder de zaadlijsten en vliezen.
3. Verhit olijfolie in een grote koekenpan op middelhoog vuur. Voeg de in blokjes gesneden ui en knoflook toe en kook tot ze zacht zijn, ongeveer 3-4 minuten.
4. Voeg de gehakte spinazie toe aan de pan en kook tot ze geslonken zijn, ongeveer 2-3 minuten.
5. Meng in een mengkom de gekookte quinoa, het gekookte spinaziemengsel en de verkruimelde fetakaas. Breng op smaak met peper en zout.
6. Vul de paprika's met het quinoa-spinazie-feta mengsel en leg ze in een ovenschaal.
7. Bak 25-30 minuten in de voorverwarmde oven, of tot de paprika's gaar zijn en de vulling is opgewarmd.
8. Optioneel: Garneer voor het serveren met verse kruiden.

Quinoa Salade:

1. Meng in een grote mengkom de gekookte quinoa, in blokjes gesneden komkommer, gehalveerde cherrytomaatjes, in blokjes gesneden rode ui en gehakte verse peterselie of koriander.
2. Sprenkel de olijfolie en het verse citroensap over de salade.
3. Breng op smaak met peper en zout.
4. Gooi om alle ingrediënten gelijkmatig te combineren.

Voedingswaarde-informatie:

- Spinazie en feta gevulde paprika:
  - Calorieën: Ongeveer 200-250 kcal per gevulde paprika
  - Eiwit: Ongeveer 8-10 gram per gevulde paprika
  - Vet: Circa 8-10 gram per gevulde paprika
  - Koolhydraten: Circa 25-30 gram per gevulde paprika

- Vezel: Ongeveer 5-7 gram per gevulde paprika
  - Suiker: Ongeveer 5-7 gram per gevulde paprika
- Quinoa Salade:
  - Calorieën: Ongeveer 150-200 kcal per 1/2 kopje
  - Eiwit: Ongeveer 4-6 gram per 1/2 kopje
  - Vet: Ongeveer 5-7 gram per 1/2 kopje
  - Koolhydraten: Ongeveer 20-25 gram per 1/2 kopje
  - Vezel: Ongeveer 3-5 gram per 1/2 kopje
  - Suiker: Ongeveer 2-3 gram per 1/2 kopje

- Diner: Gegrilde garnalenspiesjes met geroosterde groenten en een quinoa pilaf.

Grootte van een portie:

- 3-4 gegrilde garnalenspiesjes
- 1/2 kopje geroosterde groenten
- 1/2 kopje quinoa pilaf

Voorbereidingstijd: 20 minuten

Kooktijd: 20 minuten

Ingrediënten:

Gegrilde garnalenspiesjes:

- 12-16 grote garnalen, gepeld en ontdarmd
- 2 eetlepels olijfolie
- 2 teentjes knoflook, fijngehakt
- 1 theelepel citroenschil
- 1 eetlepel vers citroensap
- 1 theelepel gedroogde oregano
- Zout en peper naar smaak
- Houten spiesjes, 30 minuten geweekt in water

Geroosterde groenten:

- 2 kopjes gemengde groenten (zoals paprika, courgette, cherrytomaatjes en rode ui), in hapklare stukjes gesneden
- 1 eetlepel olijfolie
- Zout en peper naar smaak

Quinoa Pilaf:

- 1 kop quinoa, afgespoeld
- 2 kopjes natriumarme groente- of kippenbouillon
- 1/4 kop gehakte verse peterselie of koriander
- 1/4 kop gehakte amandelen of pijnboompitten (optioneel)
- Zout en peper naar smaak

Voorbereiding:

Gegrilde garnalenspiesjes:

1. Meng in een kom de olijfolie, gehakte knoflook, citroenschil, citroensap, gedroogde oregano, zout en peper.
2. Voeg de gepelde en ontdarmde garnalen toe aan de marinade en meng om gelijkmatig te coaten. Laat minimaal 15 minuten marineren in de koelkast.
3. Verwarm de grill voor op middelhoog vuur.
4. Rijg de gemarineerde garnalen aan de geweekte houten spiesjes.
5. Gril de garnalenspiesjes 2-3 minuten per kant, of tot de garnalen roze en ondoorzichtig zijn.

Geroosterde groenten:

1. Verwarm de oven voor op 400 ° F (200 ° C).
2. Leg de gehakte gemengde groenten op een bakplaat.
3. Besprenkel met olijfolie en breng op smaak met peper en zout.
4. Gooi om de groenten gelijkmatig te bedekken met de olie en kruiden.
5. Rooster 15-20 minuten in de voorverwarmde oven, of tot de groenten zacht en licht gekarameliseerd zijn.

Quinoa Pilaf:

1. Meng in een pan de afgespoelde quinoa en natriumarme groente- of kippenbouillon.
2. Breng aan de kook, zet het vuur laag, dek af en laat 15 minuten sudderen, of tot de quinoa gaar is en de vloeistof is opgenomen.
3. Roer de gekookte quinoa los met een vork.
4. Roer de gehakte verse peterselie of koriander erdoor, en gehakte amandelen of pijnboompitten (indien gebruikt).
5. Breng op smaak met peper en zout.

Voedingswaarde-informatie:

- Gegrilde garnalenspiesjes:
    - Calorieën: Ongeveer 150-200 kcal per spies (3-4 garnalen)
    - Eiwit: Circa 15-20 gram per satéprikker
    - Vet: Circa 8-10 gram per satéprikker
    - Koolhydraten: Circa 1-2 gram per satéprikker
    - Vezel: Circa 0 gram per satéprikker
    - Suiker: Circa 0 gram per satéprikker
- Geroosterde groenten:
    - Calorieën: Ongeveer 50-100 kcal per 1/2 kopje
    - Eiwit: Ongeveer 1-2 gram per 1/2 kopje
    - Vet: Ongeveer 3-5 gram per 1/2 kopje
    - Koolhydraten: Ongeveer 5-10 gram per 1/2 kopje
    - Vezel: Ongeveer 2-3 gram per 1/2 kopje
    - Suiker: Ongeveer 3-5 gram per 1/2 kopje
- Quinoa Pilaf:
    - Calorieën: Ongeveer 150-200 kcal per 1/2 kopje
    - Eiwit: Ongeveer 4-6 gram per 1/2 kopje
    - Vet: Ongeveer 5-7 gram per 1/2 kopje
    - Koolhydraten: Ongeveer 20-25 gram per 1/2 kopje
    - Vezel: Ongeveer 2-3 gram per 1/2 kopje
    - Suiker: Ongeveer 1-2 gram per 1/2 kopje

Dag 7:

- Ontbijt: Overnight oats gemaakt met havermout, chiazaad, amandelmelk en gemengde bessen.

Grootte van een portie:

- 1 portie overnight oats

Voorbereidingstijd: 5 minuten

Koeltijd: 's nachts (minimaal 4 uur)

Ingrediënten:

- 1/2 kop havermout
- 1 eetlepel chiazaad
- 1/2 kopje ongezoete amandelmelk (of je favoriete melk)
- 1/2 kop gemengde bessen (zoals aardbeien, bosbessen, frambozen)
- Optionele zoetstoffen: 1 eetlepel honing, ahornsiroop of agavenectar
- Optionele toppings: Gesneden bananen, gehakte noten, geraspte kokos

Voorbereiding:

1. Meng in een glazen pot of luchtdichte verpakking de havermout, chiazaad en ongezoete amandelmelk.
2. Roer goed om alle ingrediënten te combineren.
3. Voeg de gemengde bessen toe aan het havermengsel.
4. Voeg desgewenst een zoetstof naar keuze toe (zoals honing, ahornsiroop of agavenectar) en roer om te combineren.
5. Dek de pot of container af met een deksel en zet een nacht, of minimaal 4 uur, in de koelkast om de haver zacht te laten worden en de vloeistof op te nemen.
6. Roer 's ochtends de overnight oats goed door.
7. Bedek desgewenst voor het serveren met extra gemengde bessen, gesneden bananen, gehakte noten of geraspte kokosnoot.

Voedingswaarde-informatie:

- Calorieën: Ongeveer 250-300 kcal
- Eiwit: Ongeveer 7-10 gram
- Dik: Ongeveer 5-7 gram
- Koolhydraten: Ongeveer 40-50 gram

- Vezel: Ongeveer 8-10 gram
- Suiker: Ongeveer 5-10 gram

- Lunch: Vegetarische minestronesoep met een kant van volkorenbrood.

Grootte van een portie:

- 1 portie minestronesoep
- 1 sneetje volkorenbrood

Voorbereidingstijd: 15 minuten

Kooktijd: 30 minuten

Ingrediënten:

Minestrone Soep:

- 1 eetlepel olijfolie
- 1 ui, in blokjes gesneden
- 2 teentjes knoflook, fijngehakt
- 2 wortelen, in blokjes gesneden
- 2 stengels bleekselderij, in blokjes gesneden
- 1 courgette, in blokjes gesneden
- 1 gele pompoen, in blokjes gesneden
- 1 kop sperziebonen, bijgesneden en in hapklare stukjes gesneden
- 1 blik (14,5 ons) in blokjes gesneden tomaten
- 6 kopjes natriumarme groentebouillon
- 1 blik (15 ons) cannellinibonen, uitgelekt en afgespoeld
- 1 kop gekookte kleine pasta (zoals ditalini of kleine schelpen)
- 1 theelepel gedroogde Italiaanse kruiden (zoals basilicum, oregano, tijm)
- Zout en peper naar smaak
- Optionele garnering: Gehakte verse peterselie, geraspte Parmezaanse kaas

Volkoren brood:

- 1 sneetje volkorenbrood (kies de variëteit van uw voorkeur)

Voorbereiding:

Minestrone Soep:

1. Verhit de olijfolie in een grote pan of braadpan op middelhoog vuur.
2. Voeg de in blokjes gesneden ui en gehakte knoflook toe en kook tot ze zacht zijn, ongeveer 3-4 minuten.
3. Voeg de in blokjes gesneden wortelen, bleekselderij, courgette, gele pompoen en sperziebonen toe aan de pan. Kook nog 5 minuten, af en toe roeren.
4. Giet de in blokjes gesneden tomaten en groentebouillon erbij. Breng het mengsel aan de kook.
5. Zet het vuur laag, dek af en laat 15-20 minuten sudderen, of tot de groenten gaar zijn.
6. Roer de uitgelekte en afgespoelde cannellinibonen en de gekookte pasta erdoor.
7. Breng de soep op smaak met gedroogde Italiaanse kruiden, zout en peper.
8. Laat nog 5-10 minuten sudderen om de smaken te laten samensmelten.
9. Schep de minestronesoep in serveerschalen.
10. Garneer met gehakte verse peterselie en geraspte Parmezaanse kaas, indien gewenst.

Volkoren brood:

1. Rooster het sneetje volkorenbrood tot het lichtbruin is.

Voedingswaarde-informatie:

- Minestrone Soep:
    - Calorieën: Ongeveer 150-200 kcal per portie
    - Eiwit: Ongeveer 6-8 gram per portie
    - Vet: Ongeveer 3-5 gram per portie
    - Koolhydraten: Ongeveer 25-30 gram per portie
    - Vezels: Ongeveer 6-8 gram per portie
    - Suiker: Ongeveer 5-7 gram per portie
- Volkoren brood:
    - Calorieën: Ongeveer 80-100 kcal per plak
    - Eiwit: Ongeveer 3-5 gram per plak

- Vet: Ongeveer 1-2 gram per plak
- Koolhydraten: Circa 15-20 gram per plakje
- Vezel: Ongeveer 3-5 gram per plak
- Suiker: Ongeveer 1-2 gram per plak

- Diner: Gebakken tofu met geroosterde zoete aardappelen en gebakken boerenkool.

Grootte van een portie:

- 1 portie gebakken tofu
- 1 medium geroosterde zoete aardappel
- 1 kopje gebakken boerenkool

Voorbereidingstijd: 15 minuten

Kooktijd: 30 minuten

Ingrediënten:

Gebakken Tofu:

- 1 blok (14-16 ounces) extra stevige tofu, geperst en uitgelekt
- 2 eetlepels sojasaus of tamari
- 1 eetlepel olijfolie
- 1 theelepel knoflookpoeder
- 1 theelepel uienpoeder
- 1/2 theelepel gerookt paprikapoeder
- Zout en peper naar smaak

Geroosterde zoete aardappelen:

- 1 middelgrote zoete aardappel, geschild en in blokjes gesneden
- 1 eetlepel olijfolie
- 1/2 theelepel gemalen komijn
- 1/2 theelepel chilipoeder
- Zout en peper naar smaak

Gebakken boerenkool:

- 4 kopjes gehakte boerenkool (stelen verwijderd)
- 1 eetlepel olijfolie
- 2 teentjes knoflook, fijngehakt
- 1 eetlepel citroensap
- Zout en peper naar smaak

Voorbereiding:

Gebakken Tofu:

1. Verwarm de oven voor op 400 ° F (200 ° C). Bekleed een bakplaat met bakpapier of vet deze licht in.
2. Snijd de geperste en uitgelekte tofu in blokjes of driehoeken.
3. Klop in een kom de sojasaus of tamari, olijfolie, knoflookpoeder, uienpoeder, gerookt paprikapoeder, zout en peper door elkaar.
4. Voeg de tofublokjes of driehoeken toe aan de kom en meng om ze gelijkmatig met de marinade te bedekken.
5. Leg de gemarineerde tofu in een enkele laag op de voorbereide bakplaat.
6. Bak 25-30 minuten in de voorverwarmde oven, draai ze halverwege om, tot de tofu goudbruin en krokant is aan de buitenkant.

Geroosterde zoete aardappelen:

1. Verwarm de oven voor op 400 ° F (200 ° C). Bekleed een bakplaat met bakpapier of aluminiumfolie.
2. Meng in een kom de in blokjes gesneden zoete aardappelen met olijfolie, gemalen komijn, chilipoeder, zout en peper tot ze gelijkmatig bedekt zijn.
3. Verdeel de gekruide zoete aardappelen in een enkele laag op de voorbereide bakplaat.
4. Rooster 20-25 minuten in de voorverwarmde oven, of tot de zoete aardappelen zacht en gekarameliseerd zijn.

Gebakken boerenkool:

1. Verhit olijfolie in een grote koekenpan op middelhoog vuur.

2. Voeg de gehakte knoflook toe aan de pan en kook 1-2 minuten, tot ze geurig zijn.
3. Voeg de gehakte boerenkool toe aan de pan en bak 3-5 minuten, tot ze geslonken zijn.
4. Sprenkel het citroensap over de boerenkool en breng op smaak met peper en zout. Gooi om te combineren.
5. Haal van het vuur en doe de gebakken boerenkool in een serveerschaal.

Voedingswaarde-informatie:

- Gebakken Tofu:
    - Calorieën: Ongeveer 150-200 kcal per portie
    - Eiwit: Ongeveer 10-15 gram per portie
    - Vet: Ongeveer 8-10 gram per portie
    - Koolhydraten: Ongeveer 5-10 gram per portie
    - Vezels: Ongeveer 2-3 gram per portie
    - Suiker: Ongeveer 1-2 gram per portie
- Geroosterde zoete aardappelen:
    - Calorieën: Ongeveer 100-150 kcal per portie
    - Eiwit: Ongeveer 1-2 gram per portie
    - Vet: Ongeveer 3-5 gram per portie
    - Koolhydraten: Ongeveer 20-25 gram per portie
    - Vezels: Ongeveer 4-6 gram per portie
    - Suiker: Ongeveer 5-7 gram per portie
- Gebakken boerenkool:
    - Calorieën: Ongeveer 50-100 kcal per portie
    - Eiwit: Ongeveer 2-3 gram per portie
    - Vet: Ongeveer 3-5 gram per portie
    - Koolhydraten: Ongeveer 5-10 gram per portie
    - Vezels: Ongeveer 2-3 gram per portie
    - Suiker: Ongeveer 1-2 gram per portie

CONCLUSIE

Terwijl we ons heerlijke avontuur door de wereld van stoelyoga afronden, neem je even de tijd om je te koesteren in de gloed van alles wat je hebt bereikt. Je hebt je een weg gestrekt en geademd naar meer flexibiliteit, kracht en gemoedsrust - allemaal vanuit het comfort van je vertrouwde stoel!

Tijdens deze reis hebben we niet alleen de prachtige voordelen van stoelyoga verkend, maar ook deelgenomen aan de vreugde van beweging en verbinding. We hebben ontdekt dat leeftijd slechts een getal is en dat de kracht om je levendig en levendig te voelen in ieder van ons zit.

Maar voordat je dit boek sluit en aan je volgende avontuur begint, heb ik een speciale traktatie voor je, een bonustip om het geluk te laten stromen: ons 7-daagse gezonde en voedzame maaltijdplan!

Stel je voor dat je wakker wordt met het heerlijke aroma van Griekse yoghurt gegarneerd met verse bessen en een snufje noten, gevolgd door een lunchfeest van quinoasalade met gemengde groenten en een pittige citroen-tahinidressing. En laten we het diner niet vergeten, gebakken tofu met geroosterde zoete aardappelen en gebakken boerenkool wacht op je en vult je buik met voedzame goedheid.

Dit maaltijdplan gaat niet alleen over het voeden van je lichaam, het gaat ook over het voeden van je ziel. Het gaat erom van elke hap te genieten, te lachen met dierbaren rond de eettafel en de eenvoudige geneugten van het leven te omarmen.

Dus ga je gang en duik met verve in elk heerlijk gerecht. Laat de smaken dansen op je gehemelte en laat de herinneringen aan gezamenlijke maaltijden je hart verwarmen.

Als je afscheid neemt van dit boek, weet dan dat je Chair Yoga-reis nog lang niet voorbij is. Het is een levenslang avontuur vol eindeloze mogelijkheden en grenzeloos plezier. Dus blijf stretchen, blijven ademen en vooral blijven lachen.

Bedankt dat ik deel mocht uitmaken van je reis. Op een toekomst vol gezondheid, geluk en nog veel meer momenten van Chair Yoga gelukzaligheid!

Met liefde en dankbaarheid,